AF610154

L'HYPNOTISME

Peut-on hypnotiser quelqu'un sans son consentement ?

I

LETTRES A M. MASOIN

PROFESSEUR A LA FACULTÉ DE MÉDECINE DE L'UNIVERSITÉ DE LOUVAIN
MEMBRE TITULAIRE DE L'ACADÉMIE ROYALE DE MÉDECINE DE BELGIQUE

II

REMARQUES SUR « L'HYPNOTISME FRANC »
Du R. P. Coconnier,
PROFESSEUR DE THÉOLOGIE A L'UNIVERSITÉ DE FRIBOURG (SUISSE)

III

UNE RECTIFICATION NÉCESSAIRE
Réfutation d'un article du R. P. Adigard, S. J.

Par A. TOUROUDE
*Prêtre agrégé à la Congrégation des SS. Cœurs dite de Picpus
Aumônier de l'Adoration, à Alençon. — Orne.*

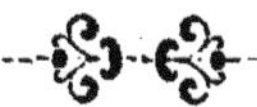

LA CHAPELLE-MONTLIGEON
[IMPR]IMERIE DE NOTRE-DAME DE MONTLIGEON

1898

L'HYPNOTISME

L'HYPNOTISME

Peut-on hypnotiser quelqu'un sans son consentement ?

I

LETTRES A M. MASOIN

PROFESSEUR A LA FACULTÉ DE MÉDECINE DE L'UNIVERSITÉ DE LOUVAIN
MEMBRE TITULAIRE DE L'ACADÉMIE ROYALE DE MÉDECINE DE BELGIQUE

II

REMARQUES SUR « L'HYPNOTISME FRANC »
Du R. P. Coconnier,

PROFESSEUR DE THÉOLOGIE A L'UNIVERSITÉ DE FRIBOURG (SUISSE)

III

UNE RECTIFICATION NÉCESSAIRE
Réfutation d'un article du R. P. Adigard, S. J.

Par A. TOUROUDE

Prêtre agrégé à la Congrégation des SS. Cœurs dite de Picpus
Aumônier de l'Adoration, à Alençon. — Orne.

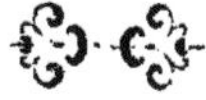

LA CHAPELLE-MONTLIGEON
IMPRIMERIE DE NOTRE-DAME DE MONTLIGEON

1898

ÉVÊCHÉ

DE

SÉEZ

Séez, le 25 janvier 1898.

Cher Monsieur l'Aumônier,

Je vous retourne votre nouvelle Étude *sur l'hypnotisme que Monseigneur a fait examiner par la commission d'examen des livres.*

*Sa Grandeur me prie de vous dire qu'Elle accorde bien volontiers l'*imprimatur *pour cet ouvrage.*

Veuillez agréer, cher Monsieur l'Aumônier, l'expression de mon très respectueux dévouement.

G.-J. GIRARD,
Chanoine, Secrétaire général.

NOTE DE L'ÉDITEUR

A la fin de 1889, le R. P. Touroude publia une *Étude* sur l'hypnotisme dans laquelle, après avoir cité un certain nombre de phénomènes extraordinaires que jusqu'ici aucun savant n'a pu expliquer naturellement d'une manière satisfaisante, et que plusieurs attribuent à « une puissance accidentelle et n'agissant que sur les imprudents qui consentent à s'y soumettre » (R. P. Franco de Mirville), il ajoutait : « Ce qui nous confirme dans cette opinion, ce qui est pour nous une pierre de touche, ce qui nous paraît une preuve irréfragable que l'hypnotisme n'est pas une chose purement physique, c'est que personne ne peut être hypnotisé, du moins pour la *première fois*, sans son consentement. »

Dans une conférence donnée à la *Société scientifique* de Bruxelles et publiée par la Revue des *Questions scientifiques*, M. le Dr Masoin, professeur de Médecine à l'Université de Louvain, et membre titulaire de l'Académie royale de médecine de Belgique, prétendit que cette affirmation du R. P. Touroude était erronée, parce qu'on peut endormir une personne sans qu'elle le veuille, sans qu'elle le sache, sans qu'elle s'en doute. Le R. P. Touroude lui répondit dans la *Correspondance catholique* de Bruxelles, et après un échange de lettres très courtoises de part et d'autre, l'affaire en resta là.

Aujourd'hui la question revient sur le tapis; plusieurs savants, entre autres le R. P. Coconnier, professeur de Théologie à l'Université de Fribourg (Suisse), partagent l'opinion du Dr Masoin, sans paraître se préoccuper des dangers qu'elle présente au point de vue de la morale et de la religion. Voilà pourquoi on a demandé au R. P. Touroude de faire réimprimer sa réponse au Dr Masoin qui est peu connue en France, ayant été publiée en Belgique. Il y a consenti et il a jugé à propos d'y ajouter quelques remarques sur l'ouvrage du R. P. Coconnier intitulé l'*Hypnotisme franc*.

En 1890, Mgr Grandclaude écrivait au R. P. Touroude : « J'ai lu avec une satisfaction sans mélange, chose peu ordinaire, votre excellente *Étude* sur l'hypnotisme. Cette *Étude* est le travail le plus complet, le plus précis et j'ajouterai le plus exact qui ait eu lieu jusqu'alors sur la matière... » Nous croyons que les ouvrages publiés depuis n'ont pas fait déchoir l'*Étude* du R. P. Touroude du rang que Mgr Grandclaude lui avait assigné.

L'ÉDITEUR.

Février 1898.

I

L'HYPNOTISME

A M. MASOIN, professeur à la faculté de médecine de l'Université de Louvain, membre titulaire de l'Académie royale de Médecine de Belgique.

Peut-on hypnotiser quelqu'un sans son consentement?

Alençon, le 6 décembre 1890.

MONSIEUR,

Dans une conférence donnée à la *Société scientifique de Bruxelles* et publiée par la *Revue des questions scientifiques,* dont je n'ai eu connaissance que depuis quelques jours, vous avez parlé de mon *Étude* sur l'hypnotisme. Comme vous avez pu le remarquer dans l'*Avant-propos,* je l'ai composée pour essayer de dégoûter des séances publiques d'hypnotisme une foule de gens qui courent à ces spectacles émouvants, sans se douter combien ces expériences peuvent être dangereuses, et pour ceux qui s'y soumettent, et pour les simples spectateurs. Pour atteindre ce but, j'ai considéré l'hypnotisme au point de vue de la santé, de la morale et de la religion. Vous n'avez pas cru, Monsieur, devoir l'envisager sous ce dernier point de vue et je le regrette, car il me semble que la révélation et la théologie peuvent nous donner la solution de problèmes que la science humaine, livrée à elle-même, est impuissante à résoudre d'une manière satisfaisante. Néanmoins, j'ai été très flatté en voyant que nous avions tiré de l'étude de l'hypnotisme les mêmes conséquences pratiques : c'est que, sauf quelques cas exceptionnels où le médecin peut y recourir, comme, par exemple, pour prévenir ou calmer une crise de grande hystérie, l'hypnotisme est dangereux pour la santé, immoral au premier chef, et qu'il est fort à désirer que les gouvernements interdisent ces représentations théâtrales.

Mais il est un point sur lequel nous différons complètement de sentiment, et, comme ce point me paraît de la plus grande importance, je vous demande, Monsieur, la permission de vous exposer pourquoi il m'est impossible de partager votre opinion.

« Une personne, dites-vous, qui a déjà subi l'hypnotisation, se trouve sensibilisée au point d'être rejetée parfois en hypnose avec une facilité redoutable, saisie avant d'avoir pu se reconnaître... Mais il y a plus : un sujet vierge d'hypnose peut être absolument surpris par cette puissance mystérieuse ; certaines natures impressionnables peuvent être prises à leur insu dans les filets de l'hypnotisme sans y avoir été jamais retenues avec leur assentiment. »

Et après avoir cité deux observations particulières

et le témoignage de M. le Dr Liégeois, vous tirez cette conséquence :

« Ainsi donc l'hypnotisme peut s'emparer d'un sujet par surprise complète. »

Puis, vous ajoutez : « C'est assez dire qu'on ne doit pas se prévaloir de l'assentiment formel du sujet pour assimiler l'hypnotisme à un abandon volontaire du corps et de l'âme entre les mains du diable et voir dans le magnétisme animal une variété de manifestations démoniaques, ainsi que vient de le faire encore M. l'abbé Touroude ; cet écrivain s'imagine avoir trouvé une ressemblance décisive dans l'acte formel par lequel on se livrerait, de part et d'autre, à une puissance occulte : « Ce qui est pour nous, dit-il, une « pierre de touche et ce qui nous paraît une preuve « irréfragable que l'hypnotisme n'est pas une chose « purement physique, c'est que personne ne peut être « hypnotisé, une première fois, sans son consente-« ment. » — Or, nous osons le dire, cette dernière affirmation n'est pas assez solide pour former « une « pierre de touche » ou « une preuve irréfragable ». D'ailleurs, à notre sens, l'interprétation par le surnaturel doit être absolument rejetée, aussi longtemps qu'il s'agit des *phénomènes classiques* de l'hypnose, *les seuls que nous ayons en vue dans cette étude.* »

Les phénomènes *classiques* de l'hypnose, dites-vous !! — Il y a donc des phénomènes qui ne le sont pas ? Et quels sont ces autres phénomènes ? Il est regrettable, Monsieur, que vous ne les ayez pas au moins indiqués et que vous n'ayez pas défini, d'une manière nette et précise, ce que vous entendez par phénomènes *classiques*. Pourquoi, dans une étude générale sur le magnétisme animal, avez-vous éliminé, à dessein et de parti pris, un certain nombre de phénomènes ? Vous savez mieux que personne qu'éluder une question ce n'est pas la résoudre.

Oui, il y a dans l'hypnotisme des faits tellement patents, tellement prouvés qu'il est impossible de les contester sans tomber dans le scepticisme le plus déraisonnable; et que cependant les médecins matérialistes et incrédules n'osent aborder, parce qu'ils déconcertent toutes leurs théories. C'est ce que faisaient, dès 1784, les commissaires nommés par le Roi : « Nous n'avons pas cru, disent-ils dans leur rapport, devoir fixer notre attention sur quelques faits insolites, merveilleux, contredisant toutes les lois de la physique. » C'est ce que fait le Dr Paul Richer dans ses *Études cliniques sur la grande hystérie*, où il déclare ne vouloir s'occuper de l'hypnotisme qu'au point de vue thérapeutique. « Loin de nous laisser entraîner, dit-il, par l'attrait du merveilleux et de l'inconnu, nous avons tout particulièrement recherché, dans ces questions difficiles, le côté terre à terre... en nous renfermant d'abord dans l'étude des faits les plus simples et les plus grossiers ; en n'abordant qu'ensuite et avec beaucoup de circonspection les faits un peu plus complexes et, j'ajouterai même, *en négligeant complètement* ceux d'une appréciation beaucoup plus difficile qui, pour le moment, ne se rattachent par aucun lien saisissable aux faits déjà connus. » — Et le Dr Charcot le félicite d'avoir pris ce parti, qu'il trouve excellent.

C'est ce que fait aussi le Dr Ernest Naville : « Si l'on admet, dit-il, que l'hypnotisme produit, dans certains cas, des perceptions étrangères à toutes les lois connues... je laisserai de côté cette partie spécialement mystérieuse de la question. »

Mais pourquoi ces savants, toujours si curieux en toute autre circonstance, ne veulent-ils pas examiner ces faits aussi incontestables qu'ils sont merveilleux ? Sinon, parce qu'ils craignent d'être forcés de reconnaître l'existence d'une force et d'un monde invisibles qu'ils ne veulent admettre à aucun prix. Je ne croirai jamais qu'un savant professeur de l'Université de Louvain puisse être arrêté par de pareilles considérations.

Pour nous, abordant franchement la question dans toute son étendue, nous avons distingué dans l'hypnotisme trois sortes de phénomènes :

1° Il y en a un grand nombre, avons-nous dit, qui peuvent s'expliquer naturellement. Ainsi la méthode de Braid pour provoquer le sommeil magnétique n'a rien qui dépasse les forces naturelles et la science du savant... Nous reconnaissons, avec la plupart des auteurs, que, pendant le sommeil provoqué, on peut produire des phénomènes très étonnants, mais qui n'ont rien d'extranaturel.

2° Il y a ensuite des faits qui nous paraissent suspects et d'une origine douteuse, parce que, naturels dans leur substance et observés parfois dans quelques maladies, ils sont produits instantanément, par l'action ou sur l'injonction du magnétiseur.

3° Enfin, il y a des faits qui sont tellement contraires à tout ce que nous connaissons des lois et des forces de la nature qu'il est impossible de les expliquer sans une intervention supra-naturelle et c'est à cet ordre de faits, disons-nous (p. 150), que nous nous attachons principalement.

Mais je n'ai jamais assimilé l'hypnotisme à un abandon volontaire du corps et de l'âme entre les mains du diable. Après avoir examiné un certain nombre de phénomènes hypnotiques dont la science ne peut donner aucune explication satisfaisante et plausible, tels que : vue et action à distance, vue sur un carton, description de maladies internes, production de stigmates, transposition des sens, manifestation d'un secret, découverte d'un trésor, etc., j'ajoute (p. 195 et suiv.) : « Nous conclurons donc avec le P. Franco qu'ils ne sont ni sots, ni fanatiques, ni fous, ceux qui, examinant les causes et les symptômes de l'hypnotisme, soupçonnent que l'hypnose n'est pas toute naturelle et qu'il y a là l'intervention occulte d'un agent inconnu... Ce qui nous confirme dans cette opinion, ce qui est pour nous une pierre de touche et une preuve irréfragable que l'hypnotisme n'est pas une chose purement physique, c'est que personne ne peut être hypnotisé, une première fois, sans son consentement. Nous disons *une première fois*, car quand ce consentement a été une fois donné et surtout quand il a été réitéré plusieurs fois, le magnétiseur exerce un tel pouvoir sur son sujet qu'il peut l'endormir à son insu et contre sa volonté. Mais pour la première fois, le consentement, au moins indirect, est absolument nécessaire, comme nous l'avons vu précédemment et comme l'affirment tous les physiologistes. »

Vous voyez donc, Monsieur, qu'il ne s'agit point ici d'assimiler l'hypnotisme à un *abandon volontaire* du corps et de l'âme entre les mains du diable. Et d'ailleurs comment expliquer cet abandon dont vous parlez, entre les mains d'une puissance infernale, puisque les magnétiseurs n'y croient pas et que les sujets n'y pensent pas ?

Cependant je n'aurais pas relevé l'erreur que vous avez commise à mon égard et qui ne peut contrebalancer les centaines d'approbations que mon livre a reçues des hommes les plus compétents, si l'opinion que vous soutenez ne me paraissait pas, comme à beaucoup d'autres, très dangereuse et très préjudiciable à la morale et à la religion.

Précisons la question.

Peut-on hypnotiser quelqu'un sans son consentement, ou, pour me servir de vos expressions, « l'hypnotisme peut-il s'emparer d'un sujet par surprise complète ? » Vous l'affirmez, Monsieur, et voici les preuves que vous en donnez :

« Divers cas de cette espèce, dites-vous, sont consignés dans les annales de la science ; je me borne à rappeler ici l'observation recueillie à Bruxelles par M. le Dr A. Lebrun et rapportée, en 1887, par le journal *la Clinique*, et celle que M. le Dr Th. Huyberechts, de Bruxelles, a bien voulu me communiquer en ces termes : « Un employé télégraphiste que je ne

« connaissais pas autrement, qui ne me connaissait « pas davantage et qui n'avait jamais été hypnotisé, « passe devant moi, rue de la Station, à Louvain; au « passage, il me regarde innocemment, comme par « hasard; moi, je le fixe avec l'intention de le ma- « gnétiser, et voilà qu'aussitôt, à mon grand étonne- « ment, il vient à moi comme un automate; il était « pris et, dès ce moment, je pouvais lui faire repro- « duire les diverses manifestations de l'hypnose. »

Enfin vous citez le témoignage de M. Liégeois qui déclare qu'il ne faut pas croire que, pour produire des faits tellement extraordinaires que beaucoup de personnes les jugent impossibles, il soit nécessaire de prendre les allures d'un magnétiseur de profession, de faire asseoir le sujet dans un fauteuil, de fixer longuement ses yeux, de faire des passes, etc. Il lui a suffi de quelques secondes pour les obtenir de sujets à l'état de veille et dans une condition qui, à tout esprit non prévenu, eût semblé normale.

Voilà tout ce que vous apportez à l'appui de votre opinion.

Outre qu'il y aurait beaucoup d'observations à faire sur l'expérience de M. le Dr Huybrechts, la seule sur laquelle vous donniez quelques détails, permettez-moi, Monsieur, de m'étonner qu'un homme aussi savant et aussi expérimenté que vous s'appuie sur une ou deux expériences isolées pour soutenir une opinion aussi grave que celle que vous émettez. Les mésaventures arrivées au Dr Hublier, au Dr Luys et à plusieurs autres que vous connaissez, prouvent assez avec quelle réserve il faut accepter les faits isolés. Ce n'est pas ainsi que procèdent les Bernheim, les P. Richer, les Ochorowiczs, les Gibert, les P. Janet, etc.; ce n'est qu'après des expériences plusieurs fois réitérées qu'ils croient pouvoir affirmer un fait avec certitude. « Quelque singuliers, quelque inexplicables que soient ces phénomènes, dit le Dr Bernheim, je n'ai pas hésité à les relater. J'aurais hésité en présence d'un fait isolé; mais je les ai reproduits tant et tant de fois sur divers somnambules que je n'ai pas le moindre doute sur leur réalité. »

Quant au témoignage de M. Liégeois, il n'est ici d'aucune valeur. M. Liégeois, professeur de droit à la faculté de Nancy, considérait seulement la suggestion hypnotique dans ses rapports avec le droit civil et le droit criminel, et n'opérait que sur des sujets spéciaux, depuis longtemps entraînés et soumis à des magnétisations multipliées par les docteurs Bernheim, Beaunis, Liébeault ou par M. Focachon, pharmacien à Charmes. Tout le monde sait et de nombreuses expériences ont prouvé qu'un homme plusieurs fois hypnotisé est complètement sous la domination de son magnétiseur, qui peut l'endormir par un simple acte de sa volonté.

Voyons maintenant ce que je puis faire valoir à l'appui du sentiment contraire au vôtre.

A la manière dont vous vous êtes exprimé, Monsieur, vos auditeurs ont pu croire qu'en affirmant qu'on ne pouvait pas hypnotiser quelqu'un sans son consentement, au moins pour la première fois, j'émettais une opinion qui m'était particulière et toute personnelle.

Que pouvait peser l'assertion d'un pauvre abbé inconnu mise en balance avec l'assertion d'un savant professeur de l'Université? Évidemment, elle ne méritait aucune attention. Peut-être vos auditeurs auraient-ils changé de sentiment, si vous leur aviez dit que cette assertion était soutenue par tous les magnétiseurs et par la plupart des médecins qui ont fait de l'hypnotisme une étude particulière.

Or, voici les paroles du célèbre Donato : « Sans vouloir rechercher la cause excitatrice du magnétisme dans l'homme qui nous est inconnue, il est manifeste qu'une telle influence ne peut agir entre les hommes sans le libre vouloir de celui qui l'émet et de celui qui la reçoit. Les phénomènes du magnétisme humain ne peuvent donc pas se manifester sans ce concours simultané de deux volontés correspondantes, l'une active pour provoquer le fait, l'autre passive qui se prête comme instrument. Il paraît indispensable qu'un être humain se livre à l'expérimentateur, au moins pour un instant, afin que celui-ci puisse exercer son influence sur lui d'une manière efficace. »

Les paroles du Dr Bernheim ne sont pas moins formelles : « Le sommeil provoqué, dit-il, ne dépend pas de l'hypnotiseur, mais du sujet. C'est sa propre foi qui l'endort. Nul ne peut être hypnotisé contre son gré, s'il résiste à l'injonction... » — « Je suis heureux, écrivait-il à M. Paul Janet, de me joindre à vous pour rassurer le public contre toute crainte chimérique. »

C'est la même raison que donnait Braid à ceux qui lui opposaient que l'hypnotisme était immoral. Il déclarait que l'état hypnotique ne peut être déterminé ou produit, dans aucune de ses périodes, sans le consentement de la personne opérée.

Et cependant, des savants affirment le contraire et soutiennent que les phénomènes magnétiques peuvent s'obtenir *avec la volonté*, *sans la volonté*, *contre la volonté* du sujet. Qui faut-il croire ?

Ces assertions contradictoires montrent combien la plupart des écrivains de nos jours ont peu de logique ; presque toujours ils concluent du particulier au général. Ces assertions sont vraies en certaines circonstances et ne le sont pas en d'autres. Ainsi, l'assertion de Donato, de Bernheim, de Braid, est vraie, quand elle s'applique à des gens qui n'ont jamais été hypnotisés ; elle est fausse, quand elle s'applique à des personnes qui ont été hypnotisées un certain nombre de fois.

Le Dr Beaunis a parfaitement saisi cette distinction : « J'ai observé, dit-il, des faits qui me prouvent qu'une personne peut parfaitement être hypnotisée malgré elle ; seulement, c'est à une condition, c'est que cette personne ait déjà été hypnotisée. Quand on essaie pour la première fois, le sujet peut toujours résister, en ne se prêtant pas au procédé qu'on veut employer. Ainsi, le rire est un excellent moyen d'éviter le sommeil provoqué ; dès que la personne que vous voulez endormir se met à rire et tourne la chose en plaisanterie, vous pouvez cesser votre tentative, elle ne réussirait pas. Donc, l'affirmation de Braid et du Dr Bernheim est vraie, mais seulement pour ceux qui n'ont jamais été hypnolisés. Pour ceux qui l'ont déjà été, il n'en est plus de même ; il en est toujours un certain nombre qu'on peut endormir malgré eux. Ceux-là sont absolument sous la puissance de celui qui les endort habituellement ; toute résistance de leur part est impossible. »

« Nous voudrions bien savoir, demande M. de Mirville, si M. Dupotet, par exemple, a le pouvoir d'enchaîner dans la rue les pas du premier venu, comme nous le lui avons vu faire cent fois dans son salon, par un seul effort de sa volonté. Il sait bien que non. Donc, c'est une puissance accidentelle et n'agissant que sur les imprudents qui consentent à s'y soumettre. »

C'est sur ce fait, qui leur paraît aujourd'hui incontestable, que s'appuient tous les magnétiseurs pour justifier l'hypnotisme du reproche d'immoralité : « Adressez-vous, disent-ils, à une personne honnête et vous ne courrez aucun danger. »

En résumé, vous avez pour vous, Monsieur, les docteurs Lebrun, Huybrechts et quelques autres dont vous ne donnez pas les noms, mais vous avouerez que si je me trompe en affirmant qu'on ne peut hypnotiser quelqu'un sans son consentement, je le fais en bonne et nombreuse compagnie, et qu'en étudiant l'hypnotisme au point de vue chrétien et en théologien, je n'ai peut-être pas aussi grand tort que vous le prétendez, de regarder cette nécessité du consentement comme une pierre de touche et une preuve irréfragable que l'hypnotisme, tel qu'il se pratique aujourd'hui dans les séances publiques, n'est pas une chose purement physique et que, dans certains phénomènes, on peut, sans invraisemblance, soupçonner l'intervention occulte « d'un agent inconnu ».

Maintenant, sans entrer dans des discussions scientifiques interminables et que, d'ailleurs, je me reconnais bien incapable de soutenir vis-à-vis de vous, il me semble, Monsieur, qu'on peut démontrer par un argument *a priori*, tiré de la nature et des devoirs de l'homme, l'impossibilité d'hypnotiser quelqu'un sans son consentement, au moins pour la première fois.

Et pour ne laisser place à aucun malentendu, il est bon de faire observer que le consentement peut être formel ou tacite, direct ou indirect. Il est formel et direct quand on déclare qu'on veut être hypnotisé ou quand on vient évidemment dans cette intention, comme les malades qui se rendent à la clinique du Dr Bernheim. Il est tacite et indirect, quand on se prête aux manœuvres ou qu'on exécute les ordres du magnétiseur, quoiqu'on ignore le but qu'il se propose. C'est ainsi que Braid hypnotisa son ami Walker en le priant de s'asseoir et de fixer ses regards sur le col d'une bouteille de vin assez élevée au-dessus de lui pour produire une fatigue considérable sur les yeux et les paupières, pendant qu'il regardait attentivement. Cette expérience répétée sur Mme Braid et sur son domestique fut suivie du même succès.

La même chose arriva au célèbre Dr Rostan, qui, pendant longtemps, s'était moqué du magnétisme. « Lorsque j'entendis parler pour la première fois du magnétisme animal, dit-il, les faits que l'on me racontait étaient si peu en rapport avec les faits physiologiques que je connaissais, que j'eus pitié des gens que je croyais atteints d'un nouveau genre de folie et qu'il ne me vint pas à l'idée qu'un individu raisonnable pût ajouter foi à de pareilles chimères. Pendant plus de dix ans, je parlai et j'écrivis dans ce sens. Enfin le hasard voulut que, par simple curiosité et par voie d'expérimentation, j'exerçasse le magnétisme. La personne qui s'y soumettait n'en connaissait nullement les effets ; cette circonstance est à noter. Quel fut mon étonnement, lorsqu'au bout de quelques instants, je produisis des effets si singuliers, tellement inaccoutumés, que je n'osai en parler à qui que ce fût, dans la crainte de paraître ridicule. »

Il suffit même, paraît-il, d'assister à une séance publique de magnétisme, avec une attention vive et soutenue, pour sentir l'influence de l'opérateur et une grande tendance à s'endormir. C'est du moins ce que nous ont rapporté plusieurs personnes qui l'avaient éprouvé. Et cela ne vous surprendra pas, Monsieur, vous qui avez fait une étude si approfondie des maladies nerveuses. Il y a encore là un consentement indirect. On sait à quoi on s'expose en assistant à de tels spectacles. Mais je ne crois pas qu'on puisse hypnotiser une personne qui songe à tout autre chose. Et voici pourquoi.

Dieu a créé l'homme libre et, par conséquent, responsable de ses actes. « Il l'a placé, lisons-nous au livre de l'*Ecclésiastique*, dès le commencement, dans la main de son propre conseil ; il a mis devant lui la vie et la mort, le bien et le mal, ce que l'homme aura choisi lui sera donné. » Mais si, comme vous le prétendez, Monsieur, on peut, en le magnétisant à son insu, lui imposer des actes qu'il croira exécuter de lui-même et par sa propre volonté, que devient cette liberté dont il est si fier? Je suis né libre et je me sens libre, même au milieu de mes plus grands égarements. On pourra enchaîner mon corps, le soumettre au plus rude esclavage, le torturer de toutes les manières ; mais au milieu des plus affreux supplices, des tourments les plus cruels, je conserverai toujours la noble et fière indépendance de mon intelligence et de ma volonté, de mon estime et de mon mépris, de ma haine et de mon amour. Et il pourrait dépendre du premier venu, d'un individu que je n'ai jamais vu, que je rencontre par hasard dans la rue, de bouleverser à son gré l'ordre établi dès le principe par le Créateur ; de s'emparer de mon âme, de ma raison, de mon libre arbitre, de mes sens, de tout ce que je suis ; de me faire exécuter les choses les plus contraires à l'honneur, à la pudeur et à la probité ; en un mot, de faire de moi un pantin dont il tiendrait les ficelles, et cela sans que je le sache, sans que je m'en doute et sans que je puisse me ressaisir, tant que je serai sous sa domination ! Ma raison se refuse à croire que Dieu permette jamais un pareil désordre.

Vous citez, Monsieur, à l'appui de votre assertion, comme une chose toute naturelle, le fait d'un télégraphiste magnétisé subitement, au milieu de la rue, sans y penser le moins du monde, et tombé complètement au pouvoir d'un inconnu qui peut en faire tout ce qu'il veut ; n'est-ce pas là une chose simplement effroyable ?

Ce n'est pas tout. Il est certain que la femme, beaucoup plus impressionnable que l'homme, est aussi beaucoup plus facile à endormir. C'est sur des femmes que les hypnotiseurs ont fait et font encore tous les jours les expériences les plus curieuses. Mais si, comme vous l'affirmez, Monsieur, « une personne peut être absolument surprise par cette puissance mystérieuse », quelle est l'honnête femme qui osera s'aventurer dans la rue et s'exposer à être entraînée par le premier venu, sans pouvoir lui résister? Faudra-t-il s'étonner alors si la plupart des hommes ne veulent plus laisser sortir leurs femmes sans les accompagner? Nous viendrons bien vite aux mœurs de l'islamisme.

Au lieu de l'employé dont il était question tout à l'heure, supposez une jeune fille pure et innocente ; elle rencontre un individu qui la fixe, qui prend son regard, selon l'expression des magnétiseurs, et la voilà hypnotisée ; cet homme s'en fait suivre immédiatement, si c'est son caprice, ou bien il se contente de lui dire : « Ce soir, à telle heure, vous vous rendrez à tel endroit. » Puis il la réveille, car il peut la réveiller avec la même facilité qu'il l'a endormie, et ils s'éloignent l'un et l'autre. Tout cela n'a pas duré une minute. La jeune fille n'a aucune connaissance, ni aucun souvenir de l'injonction qu'elle a reçue ; toutefois, à l'heure dite, poussée par une force mystérieuse, elle se rendra au lieu indiqué. Car vous l'affirmez vous-même, Monsieur : « L'hypnose peut s'emparer d'un sujet *par surprise,* et que ce soit ainsi ou autrement, elle place le sujet dans une dépendance absolue vis-à-vis du magnétiseur qui, dès lors, peut en obtenir tout ce qu'il voudra : paroles, écrits, actions, etc. » S'il en est ainsi, est-ce que les libertins ne vont pas employer un moyen si facile pour s'assujettir toutes les personnes qu'ils convoitent, même les plus chastes et les plus délicates ? Vous le déclarez vous-même : « Si quelque mauvais drôle, inspiré, instruit à cette école publique du magnétisme, arrive à pouvoir obtenir l'hypnose, il se trouve avoir entre les mains, chaque jour, à toute heure, sans qu'on s'en aperçoive, une arme terrible et discrète qui peut lui servir à la perpétration de tous les crimes, à l'assouvissement de ses plus viles passions. » Dans les temps anciens, des païens cherchaient aussi parfois à fasciner les jeunes filles qui leur résistaient. Seulement ce n'était pas aux sciences naturelles qu'ils avaient recours, c'était à la magie, et ils ne s'en cachaient pas.

Si l'on peut ainsi hypnotiser les gens sans qu'ils s'en doutent et sans qu'ils s'y prêtent, est-ce que tous les voleurs ne vont pas se mettre à étudier à fond cette science nouvelle qui leur permettra de commettre les vols les plus audacieux, sans violence et sans danger pour eux-mêmes ? Vous le dites vous-même, Monsieur : « La suggestion hypnotique constitue un redoutable instrument de crime ; les malfaiteurs, une fois initiés, ne tarderaient sans doute pas à l'utiliser, comme ils ont employé les substances puissantes que la chimie moderne a fabriquées. » Au moment où j'écris ces lignes, les journaux annoncent qu'on vient de mettre en arrestation, à Paris, un épicier et sa femme, qui, ayant hypnotisé une de leurs voisines, lui avaient enjoint de voler 10,000 francs à son mari et s'étaient fait remettre cette somme.

D'un autre côté, quel est le juge qui, sachant avec quelle facilité on peut imposer les actes les plus délictueux à une personne plongée dans le sommeil magnétique, n'hésitera pas à condamner un homme qui, en commettant un crime abominable, n'a peut-être fait qu'obéir à une injonction qu'il avait reçue, plusieurs semaines ou plusieurs mois auparavant, et à laquelle il n'a pu se soustraire?

Ne dit-on pas déjà que, dans une affaire célèbre qui doit se dérouler, prochainement, devant les assises, à Paris, le défenseur de l'accusée soutiendra que sa cliente avait été hypnotisée et, par conséquent, qu'elle était irresponsable des actes qu'on lui a fait commettre?

Il y a quelques années, un homme jusque-là honorable entre tous et dans une haute position sociale, est surpris, commettant un acte infâme dans un lieu public; il est condamné et flétri à jamais. Mais, si l'on admet votre doctrine, qui pourrait affirmer que cet homme, qui avait de nombreux ennemis, n'avait pas cédé à une suggestion qui lui avait été imposée à son insu et à laquelle il ne pouvait résister?

Avez-vous réfléchi, Monsieur, dans quelle effroyable confusion tomberait la société entière, s'il était loisible à chacun d'hypnotiser quelqu'un, c'est-à-dire, de lui faire perdre sa raison, sa liberté, sans qu'il s'en doute et sans qu'il s'y prête de quelque manière ? Avez-vous songé aux troubles, aux inquiétudes, aux craintes qu'une pareille doctrine, une fois admise, inspirerait à tous les hommes prudents, quand il s'agirait de prendre un de ces engagements d'où peut dépendre le bonheur ou le malheur de la vie ? Quel est celui qui, au moment de signer un tel engagement, ne craindrait pas de céder à une suggestion qui lui a été imposée à son insu et dont il ne se doute même pas ? Car, vous l'attestez vous-même, Monsieur : « rien ne peut faire croire qu'il porte dans son esprit un commandement quelconque ; mille pensées, dans l'intervalle, traverseront son cerveau et en renouvelleront la matière ; mais, quand le moment fixé est arrivé, l'acte se dégage parfois avec une violence irrésistible, comme une horloge sonne l'heure à l'instant précis que son mécanisme lui assigne. » Peut-on imaginer quelque chose de plus effrayant ?

Vous me direz peut-être, Monsieur, qu'il ne s'agit ici que d'une exception applicable seulement à certaines natures impressionnables. A cela, je répliquerai : qu'en savez-vous ? Le Dr Liébeault affirme que, sur 1,014 personnes qu'il avait soumises à l'hypnotisation, en 1880, il n'en avait trouvé que 27 absolument réfractaires ; toutes les autres avaient été influencées à différents degrés ; 33 n'avaient éprouvé qu'une espèce de somnolence et de pesanteur ; les autres, c'est-à-dire 954, avaient été plongées dans un sommeil plus ou moins profond. — Étendez les exceptions autant que vous le voudrez, du moment qu'un certain nombre de personnes peuvent être magnétisées malgré elles, les craintes seront les mêmes ; car, qui peut savoir s'il est hypnotisable ou non ? Est-ce que cet employé du télégraphe, dont vous parlez, se doutait qu'il pouvait être hypnotisé instantanément au milieu de la rue ?

Au reste, on serait tenté de croire que vous reculez vous-même, Monsieur, devant les conséquences de votre assertion, car vous ajoutez un peu plus loin : « Ce fait des surprises de l'hypnose doit induire aussi à se défier doublement d'une influence qui n'est donc pas seulement d'une puissance extrême, quand elle s'est établie, mais qui peut encore faire invasion de la manière la plus perfide et la plus insidieuse. » Se défier, c'est se prémunir contre un danger qu'on peut éviter en se tenant sur ses gardes ; mais comment se défier d'une chose qui peut atteindre sans qu'on s'en doute, sans qu'on s'en aperçoive, sans qu'on en ait plus tard connaissance ? C'est absolument comme si vous me recommandiez de me défier en ce moment d'un cyclone ou d'un tremblement de terre. Il n'en est pas de même des savants qui soutiennent qu'on ne peut hypnotiser personne sans son consentement ; ils peuvent recommander la défiance et exhorter les gens à ne pas s'exposer au danger, soit en se soumettant à des expériences hypnotiques, soit en y assistant. Quant à ceux qui méprisent ces avis et bravent le péril, s'il leur en advient quelque dommage, ils ne pourront s'en prendre qu'à leur imprudence : *Scienti et volenti non fit injuria.*

Je me résume. Vous affirmez, Monsieur, que l'hypnotisme peut s'emparer d'un sujet par surprise et sans son consentement, mais les preuves que vous en donnez, permettez-moi de vous le dire, paraissent bien faibles. Vous n'avez jamais fait vous-même cette expérience ; vous vous appuyez sur deux faits isolés que vous n'avez pas contrôlés, qui n'ont pas été reproduits, qui sont attestés par deux hommes dont je ne conteste ni la science ni la bonne foi, mais qui ont pu se tromper, comme il est arrivé à tant d'autres. Vous citez même dans le cours de votre conférence un fait qui semble contredire votre assertion : c'est celui d'un enfant indolent et paresseux dont on ne pouvait rien faire et qu'on rendit diligent et travailleur en le magnétisant. Au bout de quelques mois, la paresse ayant repris le dessus, on voulut essayer le même moyen pour le corriger ; mais alors on se heurta à un obstacle inattendu. L'enfant se refusa absolument à se laisser endormir et on ne put parvenir à l'hypnotiser malgré lui. Ce qui prouve qu'il n'est pas toujours aussi facile d'endormir les gens, comme quelques-uns se l'imaginent.

Pour soutenir l'opinion contraire à la vôtre, je n'ai pas, il est vrai, de faits à vous opposer et je ne peux pas en avoir. Car de ce que je ne suis jamais parvenu, malgré tous mes efforts, à opérer une chose, il ne s'ensuit pas qu'elle soit impossible.

Mais j'ai pour moi le témoignage de tous les magnétiseurs, de la plupart des médecins et des physiologistes qui, depuis des années, ont étudié l'hypnotisme d'une manière spéciale.

J'ai pour moi le témoignage du sens commun qui

répugne à croire qu'un homme dans son état normal puisse être dépouillé, en quelque sorte, de sa personnalité, de sa raison et de sa liberté, sans qu'il le sache, sans qu'il le veuille et sans qu'il s'y prête en aucune façon.

Enfin j'ai pour moi l'appréciation de tous les moralistes qui, constatant les désordres effroyables qui résulteraient pour la société entière d'une faculté si dangereuse, déclarent que cela suffit pour en démontrer l'impossibilité.

Non, Monsieur, quoi que vous disiez, l'homme n'est pas fait pour un si dur et si humiliant esclavage. Voilà pourquoi il me paraît impossible d'admettre votre opinion jusqu'à ce qu'elle soit plus rigoureusement démontrée, et je crois que beaucoup de gens seront de mon avis.

Ce qui m'étonne, c'est que personne ne se soit levé dans la célèbre Université de Louvain pour combattre une pareille doctrine.

Maintenant, Monsieur, permettez-moi, en terminant, d'ajouter deux mots sur un passage de mon *Étude* qui paraît vous avoir particulièrement choqué, c'est celui où je déclare nettement que je soupçonne l'intervention du démon dans un certain nombre de phénomènes hypnotiques.

Il est probable que vous n'avez pas lu mon *Étude* en entier ou que vous l'aurez lue d'une manière superficielle, autrement vous auriez remarqué de suite que je n'avais pas seulement étudié l'hypnotisme en physiologiste et en moraliste, mais aussi en théologien, et alors vous n'auriez pas été surpris de mes conclusions. En effet, la révélation nous fournit de nouvelles lumières sur la matière et nous découvre des horizons nouveaux. A chaque instant, l'Ancien et le Nouveau Testament, la Liturgie sacrée, nous montrent Satan et ses Anges intervenant dans les choses humaines, bouleversant les éléments, disposant de la foudre et des vents et parcourant le monde pour perdre des âmes : *Satanam aliosque spiritus malignos qui ad perditionem animarum pervagantur in mundo*, disons-nous tous les jours à la fin de la messe, en récitant la prière prescrite par S. S. Léon XIII. Voilà pourquoi saint Pierre nous recommande de « veiller sans cesse, parce que le démon, notre ennemi, rôde sans cesse autour de nous, cherchant qui il pourra dévorer ». Voilà pourquoi saint Paul écrivait aux Éphésiens : « Revêtez-vous de toutes les armes de Dieu, afin de pouvoir vous défendre des embûches et des artifices du démon. Car nous avons à combattre, non contre des hommes de chair et de sang, mais contre les principautés et les puissances infernales, contre le prince de ce monde de ténèbres et des esprits de malice répandus dans l'air, qui exerce maintenant son pouvoir sur les incrédules et les rebelles. »

Faut-il, après cela, s'étonner que le démon vienne en aide à des hommes qui se déclarent hautement les ennemis de Dieu, qui vont jusqu'à nier son existence, qui cherchent dans l'hypnotisme des armes contre la religion, qui expliquent tous les miracles de l'Évangile par l'hystérie et par l'hypnose et qui font de Jésus-

Christ un prodigieux magnétiseur ? Où le démon pourrait-il trouver des alliés plus capables de pervertir les cœurs et d'éteindre la foi dans les âmes ? Faut-il s'étonner, après cela, si, pour les punir de leur audace et de leur impiété, Dieu les abandonne à l'esprit de mensonge et d'erreur, dont ils deviennent les instruments inconscients ? C'est ce qu'affirme le P. Ventura : « Tous ces hommes pervers dont la haine systématique, acharnée, implacable, contre la vérité, contre la vertu, contre Dieu, contre son Christ, est un mystère inexplicable, obéissent, sans s'en douter, aux inspirations du génie du mal, qui en fait les organes de ses désirs, les satellites de sa domination, les ministres de ses volontés. Leur cœur, qu'ils le veuillent ou non, est toujours ouvert aux esprits mauvais : c'est la *possession spirituelle.* »

Aussi que ne font-ils pas pour parvenir à expliquer par les forces de la nature, par le magnétisme, sans qu'il soit besoin de recourir à une intervention extranaturelle, les miracles et les phénomènes les plus extraordinaires ? Que n'ont pas imaginé les Gley, les Philips, les Liébeault, les Schneider, les Prayer, les Rumpf, les Despines, les Heidenhem, les Brown-Sequard, les Beaunis, les Barety, les Pitres, les Bernhein, les Paul Richer, les Charcot, etc., etc. ? — Guy de Montravel prétendait avoir découvert un sixième sens jusqu'alors inconnu, beaucoup plus exquis et plus sûr que les cinq autres, qui expliquait tous les mystères ; les uns recouraient au *perisprit,* les autres à l'élasticité de l'âme ou à sa séparation momentanée d'avec le corps ; on a préconisé tour à tour, l'*hyperidéation* et l'*hyperesthésie* ; aujourd'hui le grand facteur de tous les phénomènes est l'*influx nerveux* ou *force neurique rayonnante*, qu'on appelait jadis le *fluide vital*, mais, comme le dit le Dr Cullerre, tous ces systèmes reposent sur des hypothèses que rien ne justifie.

Vous-même, Monsieur, vous paraissez avoir subi l'influence de cette société au milieu de laquelle vous avez vécu, et malgré tout le soin que vous avez mis, dans votre conférence, à éviter tout ce qui semblerait dépasser tant soit peu les forces de la nature, vous avez sur ces phénomènes une théorie que vous n'avez pu vous empêcher d'exposer. Vous avez fait de ce que vous appelez le pivot de la vie, le système nerveux central, une maison à plusieurs étages. Au rez-de-chaussée habitent les gens de service ; au premier étage se tiennent les centres de sensibilité obscure et d'actions involontaires qui assurent le mouvement et la vie, sans qu'on y fasse attention ; enfin à l'étage supérieur réside l'âme avec toutes ses facultés, l'intelligence, la volonté, la raison, la liberté, les illuminations du génie, les grandes déterminations qui engagent la responsabilité de l'homme et qui font son honneur ou sa honte. L'hypnotisme met le trouble dans la maison ; les étages inférieurs l'emportent sur les étages supérieurs où les ténèbres succèdent à la lumière ; l'automatisme remplace la raison ; la cuisine commande au salon ; une servante indiscrète et perfide domine la maîtresse du logis... Mais, chose bizarre ! si l'âme perd en puissance dans les étages supérieurs, au point de n'être plus maîtresse chez elle, elle gagne une autorité qu'on ne lui connaissait pas dans l'intimité des organes et exerce une puissance pénétrante dans les recoins les plus secrets de l'économie.

Tout cela est très ingénieux ; mais, en somme, ce n'est qu'une hypothèse et qui n'est pas sans présenter quelques difficultés. Comment se fait-il, par exemple, que l'âme dépouillée de ses plus nobles prérogatives, de son intelligence, de sa volonté, de sa liberté, puisse exercer une autorité quelconque sur les organes et discerner ce qui se passe dans les recoins les plus secrets de l'économie, tandis que dans la pleine possession de toutes ses facultés elle est dans une impuissance et une ignorance complètes ? Comment se fait-il que l'âme qui, tout à l'heure, discernait ce qu'il y avait de plus intime dans ses organes, ne se souvient plus de rien aussitôt qu'elle est éveillée ? Comment se fait-il que l'homme le plus instruit, le plus sagace, le plus réfléchi, ne peut, malgré la plus grande contention de son esprit, connaître l'état intime de ses organes, tandis que pendant l'hypnose, il les décrit minutieusement ? Comment se fait-il que l'âme ne connaisse pas seulement l'état de ses propres organes, mais qu'elle décrive les maladies internes des personnes pour lesquelles on la consulte ? Quoi qu'on dise et quoi qu'on fasse, il faut toujours en revenir à une force cachée et mystérieuse, à un agent inconnu ; quel est cet agent ?

Il est difficile d'attribuer tous ces phénomènes à une transformation qui s'opère dans les organes, à une cause matérielle et purement physique. En effet, la raison nous dit et l'expérience nous prouve qu'une cause purement physique, mise en action dans des circonstances et des conditions identiques, produit toujours le même effet. Ainsi, que je le veuille ou que je ne le veuille pas, si l'on me fait respirer du chloroforme, je ne tarderai pas à m'endormir. Que je le veuille ou que je ne le veuille pas, si je reste enfermé dans un appartement bien clos où il y a du charbon allumé, je ne tarderai pas à être asphyxié. Il n'en est pas ainsi de l'hypnotisme : que le magnétiseur fasse tout ce qu'il voudra, si je ne donne pas mon consentement, il ne pourra parvenir à m'endormir. Mais une fois le consentement donné, je tombe immédiatement au pouvoir d'un autre qui, comme nous l'avons vu, me fera faire tout ce qu'il voudra, sans que je le veuille, sans que je le sache, sans que j'en conserve le moindre souvenir. Cependant ce consentement, chose toute morale, n'a rien changé dans mon état physique : encore moins dans celui de mon magnétiseur.

Mais quel est cet *autre* à qui je suis soumis? Est-ce mon magnétiseur? Voilà une chose bien incompréhensible : il me fait dire ce que je ne sais pas, ce qu'il ne sait pas lui-même, ce qu'il ne peut pas savoir, par exemple, la description d'une maladie interne. Il me fait révéler ce qu'il ne peut pas connaître lui-même : comme de dire ce qui se passe à distance. Où a-t-il pris le pouvoir de me faire accomplir dans le sommeil ce que je ne pourrais faire à l'état de veille, ce qu'il ne pourrait faire lui-même ?

Voilà pourquoi, après avoir étudié attentivement ces phénomènes extraordinaires que j'ai énumérés précédemment et que les magnétiseurs eux-mêmes désignent sous le nom de *supérieurs*, j'en suis arrivé à conclure qu'ils doivent être attribués à des *esprits*, c'est-à-dire, à des êtres immatériels, doués d'intelligence et de puissance, et comme on ne peut attribuer ni à Dieu, ni aux bons anges des phénomènes nuisibles à la santé et à l'intelligence, des phénomènes très souvent immoraux, on est donc obligé de les attribuer à ces esprits obscurs et malicieux dont parlent Platon et Pythagore, et que les chrétiens appellent démons.

C'est ce qu'avouent quelques médecins plus sincères et moins esclaves du respect humain que leurs confrères. Dans son ouvrage intitulé : *Une révolution en philosophie*, le Dr Tony Dunand, après avoir cité l'histoire du Dr Thouvercy, ajoutait : « Ne touchez jamais au magnétisme ; du jour où le destin m'a forcé de m'en occuper, ma vie a été un long martyre, parce que derrière ce que Mesmer et ses disciples ont nommé le magnétisme, se cachent les démons qu'il faut vaincre, et ce n'est pas commode. »

Dans le cours de votre conférence, vous avez plus d'une fois cité l'opinion du célèbre baron Dupotet à l'appui de vos assertions. Ce n'était pas un charlatan. Pendant près de quarante ans, il a fait de nombreuses expériences à l'Hôtel-Dieu sous les yeux d'une foule de savants et des plus habiles médecins de Paris qui, tout en rejetant ses principes et sa doctrine, ont rendu hommage à son intelligence, à sa science, à sa bonne foi, à la sincérité et à la constance de ses convictions. Permettez-moi d'invoquer, à mon tour, son témoignage, qui a d'autant plus de poids qu'ayant toujours dédaigné les vérités de la foi et les enseignements de l'Église, il ne peut être soupçonné d'avoir cédé à des influences religieuses. Dans la plupart de ses ouvrages, il avait professé les doctrines les plus matérialistes, tourné en ridicule l'hypothèse des esprits et repoussé l'intervention du démon dans les phénomènes magnétiques. Mais il était revenu complètement sur ses pas. Il croyait avoir retrouvé la magie des anciens, il expliquait tout par la magie. Dans son livre : *La Magie dévoilée,* il va jusqu'à dire : « Je ne croyais pas au diable, mais, je le dis sans réserve, mon scepticisme a été vaincu. »

Si l'on en croit M. le Dr Gilles de la Tourette, il y a actuellement, à Paris, plus de cinq cents cabinets somnambuliques dont le personnel est au complet et qui, à proportion de leur renommée, font souvent payer très cher leurs consultations. Or, que va-t-on demander à ces somnambules ? Des choses qu'il est absolument impossible de connaître par des moyens naturels : la description d'une maladie interne, la connaissance d'un secret, l'avenir d'un enfant, la manifestation d'une chose cachée, la découverte d'un trésor, l'état actuel d'une personne éloignée, les affections intimes d'une autre, les résultats d'une entreprise projetée, etc., etc., qui ne peuvent être résolues que par une intervention extranaturelle. Aussi, le savant P. Perrone ne voit dans l'ensemble des pratiques du magnétisme animal, du somnambulisme et du spiritisme, que la restauration des superstitions païennes et de l'empire du démon.

Voilà pourquoi, Monsieur, malgré toute la déférence que j'ai pour votre caractère, votre science et votre talent, je ne peux m'empêcher de croire à l'intervention du démon dans un certain nombre de phénomènes hypnotiques.

C'est dans l'espoir que vous voudrez bien traiter à fond cette question si grave que je vous prie, Monsieur, d'agréer l'hommage de mes sentiments les plus respectueux.

A. Touroude,

Prêtre agrégé à la Congrégation des SS. Cœurs dite *de Picpus, aumônier de l'adoration, à Alençon* (*Orne*).

II

Monsieur Masoin.

Lettre ouverte adressée à M. l'abbé Touroude.

Louvain, le 2 février 1891.

MONSIEUR L'ABBÉ,

J'ai bien reçu dans ces derniers temps la livraison de la *Correspondance catholique de Bruxelles* contenant la lettre ouverte que vous m'avez fait l'honneur de m'adresser. Sur le ton courtois que vous avez adopté, ce serait vraiment plaisir de discuter avec vous ; vous me permettrez pourtant de ne vous opposer qu'une courte réponse où, négligeant toutes les critiques de détail, je m'attacherai aux sommets de la question.

Vous avez parfaitement précisé l'objet de notre litige, quand vous avez inscrit en tête de votre lettre la question : « Peut-on hypnotiser quelqu'un sans son consentement ? » Mais n'est-il pas évident et certain, Monsieur l'abbé, que c'est là purement et simplement une question de fait ? Or, les faits de l'espèce, je veux dire les faits d'hypnotisation par surprise, existent réellement selon moi; dans ma conférence, je n'ai pas cru devoir consigner tous ceux que l'on rencontre en fouillant la littérature de l'hypnotisme : pour ne pas abuser de la patience de mon auditoire ou de mes lecteurs, je me suis borné à rapporter deux faits observés en Belgique; dans les mêmes conditions de choix restreint, je pourrais en ajouter un troisième, dont je connais personnellement les acteurs et qui s'est produit à Louvain même. Mais à quoi bon multiplier les exemples, puisque *a priori,* comme vous l'avez dit, vous êtes décidé à les nier, puisque, vis-à-vis des deux faits que j'avais signalés (observations des docteurs A. Lebrun et Th. Huyberechts), vous inventez, sans vous en expliquer d'ailleurs, des « erreurs d'observation », ce qui est fort facile à dire? Il est vrai qu'à d'autres moments vous qualifiez d'*isolés* les faits que j'allègue; mais, notez-le bien, Monsieur l'abbé, il suffirait qu'un seul fait de l'espèce existât pour ruiner votre thèse.

Puisqu'il s'agit d'une question de faits, je ne saurais m'incliner non plus devant votre argument *a priori* récusant les cas de l'espèce comme impossibles, comme « chose simplement effroyable ». Plaise à Dieu que votre argument fût fondé sur la réalité de la condition humaine! Nous n'aurions alors pas à constater des faits plus *effroyables* et moins *isolés* que l'hypnotisation par surprise; nous ne verrions pas ce que nous voyons trop souvent, hélas! l'épilepsie, la folie et d'autres maladies nombreuses supprimer absolument, sans l'assentiment de la victime, — que dis-je? à son grand chagrin, — la conscience, la liberté, la responsabilité dont nous sommes si fiers, « faisant exécuter, suivant vos propres expressions, les choses les plus contraires à l'honneur, à la pudeur et à la probité ». Il faut bien vous résigner, Monsieur l'abbé, à constater ces misères de la nature humaine ; la Providence a permis ces faits douloureux et terribles dont nous sommes chaque jour, nous médecins, les témoins attristés. Dès lors, votre argument théorique concernant l'impossibilité d'une hypnotisation involontaire vient à sombrer complètement, me paraît-il.

Quant à discuter l'hypnotisme au point de vue de la religion et y rechercher l'intervention diabolique que vous y découvrez, malgré tous vos regrets et malgré votre aimable invitation, je ne saurais m'y résoudre ; car je suis absolument incompétent sur ce terrain. Il est possible que dans certains faits dont l'existence ne me semble pas encore suffisamment établie aujourd'hui et que l'on rattache peut-être à tort au magnétisme animal, il y ait intervention surnaturelle. Vous voyez ainsi que je ne suis pas un négateur *a priori* comme vous l'avez été dans la question présente. Si, par exemple, on me prouve la suggestion mentale à distance sans nulle communication, la vision à travers des corps réellement opaques, j'avoue que toutes les explications basées sur les lois connues de la nature me paraîtront pour lors insuffisantes. Mais, encore une fois, à mon sens, les faits de cette espèce ne sont pas sérieusement établis, et en parlant ainsi, je me trouve d'accord avec les meilleurs écrivains et observateurs qui se sont occupés de l'hypnotisme. J'ai préféré, suivant mon droit, le droit de l'auteur choisissant un sujet à sa guise, me borner à l'étude des « phénomènes classiques de l'hypnose », des faits certains et incontestables, et sur ce terrain je persiste à penser qu'il ne faut point recourir à une interprétation par le surnaturel diabolique comme vous inclinez à le croire.

Veuillez recevoir, Monsieur l'abbé, l'hommage de ma considération la plus distinguée et de mes sentiments tout dévoués.

E. Masoin,
Professeur à l'Université de Louvain.

III

Un dernier mot à M. Masoin.

Alençon, le 12 février 1891.

Très honoré Docteur,

On m'a communiqué, sur ma demande, une épreuve de la réponse que vous me faites l'honneur de m'adresser par la voie de la *Correspondance catholique;* permettez-moi d'ajouter quelques lignes avant de clore ce débat.

Et tout d'abord, je vous prie d'agréer mes excuses pour ne pas vous avoir adressé directement ma lettre, avant de la remettre à la *Correspondance;* vous voudrez bien pardonner à un vieillard de 78 ans, souffrant et très occupé, de n'avoir pas eu le courage d'en faire une seconde copie.

Je regrette vivement, Monsieur, que vous renonciez à développer et à élucider, avec votre grande compétence, la question qui nous occupe et qui est de beaucoup la plus importante de toutes celles que vous avez traitées dans votre conférence. Comme vous le dites fort bien, elle se réduit à une question de fait. Nous n'avons vu, ni vous, ni moi, les faits sur lesquels nous discutons, nous sommes donc obligés de nous en rapporter à ceux qui en ont été ou les acteurs ou les spectateurs. Vous citez deux observations, l'une du Dr Lebrun, sur laquelle vous ne me donnez aucun détail ; l'autre du Dr Huyberechts, dont vous rapportez le récit. A l'occasion de cette dernière, vous me reprochez « d'inventer, sans m'en expliquer d'ailleurs, des erreurs d'observation ». Voici ma justification : Je ne conteste ni la science, ni la bonne foi de ce docteur ; mais ne s'est-il point trompé quand il a cru que son télégraphiste était hypnotisé, parce qu'il était venu à lui comme un automate ?

Un employé de télégraphe n'est pas un imbécile, ses fonctions mêmes supposent une certaine dose d'intelligence. Cet homme surpris, peut-être même offensé, de se voir fixé d'une manière étrange par un inconnu (car tout le monde sait que les magnétiseurs ont une manière à eux de regarder ceux qu'ils veulent hypnotiser), s'est avancé de son côté pour lui en demander raison. Bien des gens en auraient fait autant ; et si le Dr Huyberechts avait eu affaire à un nouveau Cyrano de Bergerac, il ne s'en serait pas tiré sans une belle paire de soufflets ou sans un bon coup d'épée, pour lui apprendre à regarder les gens dans le blanc des yeux. Il ajoute, il est vrai, que « le télégraphiste était pris et qu'il pouvait lui faire reproduire les diverses manifestations de l'hypnose ». Mais pourquoi n'a-t-il pas rapporté ce qui s'était ensuite passé, ce qu'il en avait obtenu, ce qu'il lui avait fait dire, ce qu'il lui avait fait faire, combien de temps avait duré l'hypnotisation et comment elle avait cessé? Le récit du Dr Huyberechts est trop vague et trop incomplet pour entraîner une conviction pleine et entière. Peut-être aurais-je eu une autre opinion, si j'avais mieux connu cette observation dans tous ses détails. Ce qui me confirme dans mes doutes, c'est que ce docteur n'a jamais renouvelé l'expérience. Si j'avais un regard assez fascinateur pour hypnotiser un homme en pleine rue et sans qu'il s'en doute, je ne me contenterais pas d'une seule épreuve et je la réitérerais autant qu'il serait nécessaire pour bien m'assurer que je ne me fais pas illusion.

Vous paraissez étonné que je n'accepte pas d'emblée l'observation du Dr Huyberechts, et vous-même, Monsieur, vous révoquez en doute certains faits rapportés et attestés par je ne sais combien de docteurs qui s'occupent du magnétisme depuis de longues années, par des professeurs de facultés de différents pays qui affirment les avoir reproduits maintes et maintes fois, en présence d'une foule de spectateurs. Malgré cette masse de témoignages, consignés dans une multitude d'ouvrages, vous déclarez qu'à votre sens « ces faits ne sont pas sérieusement établis », et vous trouvez étrange que j'hésite à admettre une observation faite par un seul homme, sans aucun témoin, et qu'il n'a jamais renouvelée !

C'est précisément parce que les observations du Dr Lebrun et du Dr Huyberechts ne m'ont pas paru solidement établies que je ne m'y suis pas arrêté et que j'ai passé de suite à l'argument que j'appelle *a priori*. Vous avez mille fois raison de dire, très honoré Docteur, qu'un seul fait bien constaté dans l'espèce suffirait pour ruiner ma thèse. Mais ce fait *bien constaté,* je l'attends toujours et je crois que je l'attendrai longtemps encore. Voici, en effet, le jugement que porte de mon argument un homme très compétent, également distingué par sa science et par la pénétration de son esprit : « Je viens de lire votre réponse à M. Masoin ; je la trouve solide et, ce me semble, très péremptoire. Les raisons prises des docteurs valent ce que valent les docteurs eux-mêmes ; celles qui sont tirées du bon sens et de la morale sont absolument irréfutables. » Des évêques, des supérieurs de grands séminaires, des professeurs de théologie, m'ont écrit dans le même sens. — Vous me répondrez sans doute, Monsieur, que ces personnages, n'étant pas médecins, sont incompétents pour juger la question. Mais combien de vos confrères, et des plus distingués, professent une opinion diamétralement opposée à la vôtre!... Dans un discours prononcé à l'Académie, lors d'une discussion qui a eu lieu, je crois, en 1888, M. le Dr Lefèvre disait : « Une personne qui n'a jamais été soumise aux pratiques hypnotiques ne peut être endormie contre son gré. » — « *Principiis obsta,* ajoute-t-il dans un autre endroit, si vous ne voulez pas être hypnotisé quelque jour malgré vous, ne vous laissez jamais hypnotiser volontairement. » — Dans cette même discussion, M. le Dr Kuborn disait à son tour : « En fait, celui qui n'a jamais été magnétisé, et qui ne veut pas l'être, ne le sera pas. » — « Je défie n'importe qui, ajoutait M. le

Dr Crocq, de me suggérer quoi que ce soit ; parce que j'ai mon libre arbitre et que mon cerveau est bien équilibré. Voilà le premier principe que je pose. » Et cependant, Monsieur, vous aviez fait connaître à ces Messieurs les observations du Dr Lebrun et du Dr Huybrechts : ils ne les ont donc pas non plus trouvées assez concluantes pour modifier leur opinion ?

Au reste, j'ai tout lieu de croire qu'une plume beaucoup plus autorisée que la mienne fera ressortir les dangers qui résulteraient, pour la Société et pour les individus, de la possibilité d'hypnotiser quelqu'un sans son consentement, direct ou indirect. Si, en effet, le premier venu peut s'emparer, à mon insu, de mon intelligence, de ma volonté, en un mot de ma personnalité et faire de moi son jouet, la liberté humaine n'est plus qu'un vain mot et avec la liberté disparaît toute espèce de responsabilité morale. J'ai dit que ma raison se refuse à croire que Dieu puisse permettre un pareil désordre.

A cela vous m'objectez que du moment où Dieu permet que l'épilepsie, la folie et d'autres maladies suppriment absolument, sans l'assentiment de la victime et même à son grand chagrin, la conscience, la liberté, la responsabilité et lui fassent commettre les choses les plus criminelles et les plus honteuses, mon argument théorique concernant l'impossibilité d'une hypnotisation involontaire sombre complètement.

Cela tient sans doute à mon ignorance et à la faiblesse de mon intelligence, mais je ne comprends pas la parité que vous établissez entre l'hypnotisme et l'épilepsie, la folie ou d'autres maladies; entre les suites naturelles d'infirmités inhérentes à notre pauvre nature déchue et les suites artificielles d'un état factice provenant des manœuvres d'un individu. Je ne comprends pas comment de ce que Dieu permet les unes, vous pouvez conclure qu'il ne répugne pas qu'il permette les autres, comme si, au point de vue moral, il n'y avait aucune différence entre l'état d'un pauvre malade dont on ne peut rien tirer, qui ne comprend rien et celui d'un hypnotisé qui subit et accomplit ponctuellement les injonctions du magnétiseur, sans pouvoir résister. Mais je n'insiste pas

Enfin j'ai dit qu'en étudiant l'hypnotisme au point de vue chrétien, on pouvait trouver dans la Révélation de grandes lumières pour expliquer certains phénomènes dont la science humaine, abandonnée à elle-même, ne peut donner aucune explication satisfaisante. Vous refusez, Monsieur, de me suivre sur ce terrain et vous vous déclarez incompétent. Et pourquoi donc? Il ne s'agit pas ici d'une discussion théologique, mais simplement de constater que l'Écriture sainte enseigne qu'entre Dieu et l'homme il y a des êtres d'une nature supérieure à la nôtre, intelligents et puissants, qui interviennent parfois dans les choses humaines. Vous le voyez, tout se réduit à une question de fait. Or, ce fait étant incontestable, je peux donc, en bonne logique, m'appuyer sur lui pour justifier l'opinion de ceux qui soupçonnent une intervention supranaturelle dans certains phénomènes hypnotiques. Sans doute, cet argument n'aura aucune valeur aux yeux des athées, des matérialistes, des incrédules de toute espèce ; on ne peut pas parler de l'action des anges ou des démons à des gens qui ne croient pas même en Dieu ; mais il aura toute sa force à l'égard des chrétiens.

Permettez-moi, Monsieur, à cette occasion, de vous exprimer le regret que j'éprouve, en voyant la plupart des écrivains catholiques de la génération présente, dans leurs études scientifiques ou philosophiques, ne pas plus tenir compte des saintes Écritures que des Métamorphoses d'Ovide. Comme si la vérité pouvait être opposée à elle-même ! Ce n'est pas ainsi que se conduisaient nos pères.

Que je serais heureux, Monsieur, si cette petite discussion pouvait vous engager à revenir un jour ou l'autre sur cette question que vous n'avez qu'effleurée dans votre conférence et à l'éclairer d'un nouveau jour !

Veuillez, très honoré Docteur, agréer l'hommage de mes sentiments les plus respectueux et les plus dévoués.

A. Touroude,
aumônier de l'Adoration, à Alençon (Orne).

Extraits de la *Correspondance catholique de Bruxelles.*

ANNEXES

I

REMARQUES SUR « L'HYPNOTISME FRANC »

du R. P. Coconnier

Au moment où je me disposais à envoyer à l'imprimeur les épreuves de mes *Lettres* à M. Masoin, je recevais un livre qui venait de paraître, intitulé : *L'Hypnotisme franc*, par le R. P. Coconnier, des Frères Prêcheurs, professeur de théologie à l'Université de Fribourg (Suisse), ancien professeur de philosophie scolastique à l'Institut catholique de Toulouse.

La haute position de l'auteur, sa réputation, justement méritée, de savant de premier ordre, ne manqueront pas d'attirer sur son ouvrage l'attention de tous ceux qui s'occupent de ces difficiles questions. Pour mon compte, je l'ai parcouru avec d'autant plus d'empressement qu'il renferme un chapitre intitulé : *Peut-on être hypnotisé malgré soi?* C'est précisément la question qui est l'objet de ma discussion avec M. le Dr Masoin.

Voici les impressions qui me sont restées, après une rapide lecture.

C'est peut-être l'ouvrage le plus savant et le plus philosophique qui ait été publié sur l'hypnotisme ; trop savant même pour le commun des lecteurs, mais dans lequel cependant j'ai cru remarquer quelques lacunes regrettables, quelques propositions qui demanderaient à être développées et élucidées, quelques assertions qui auraient besoin d'être mieux prouvées. Peut-être même, quelques gens méticuleux trouveront que le Révérend Père fait trop de concessions aux idées du jour et qu'il regarde comme naturels des phénomènes qui leur paraissent pour le moins suspects.

J'ai été tout étonné, dès l'abord, de voir qu'à l'exemple du Dr Masoin, le R. P. Coconnier a laissé de côté des phénomènes extraordinaires que des hypnotiseurs eux-mêmes appellent transcendants, qui se produisent parfois à la suite d'une hypnotisation et sur lesquels je m'étais appuyé pour déclarer que tout n'était peut-être pas naturel dans l'hypnotisme, tels que l'action à distance, la vision à travers les corps opaques, la description d'une maladie interne, la découverte d'une chose cachée, les exsudations sanguines, la suggestion à longues échéances, etc., etc.

J'en avais déjà fait l'observation au Dr Masoin qui me répondait : « Qu'usant de son droit, le droit de l'auteur choisissant son sujet à sa guise, il avait préféré se borner à l'étude des phénomènes classiques de l'hypnose... » — Le R. P. Coconnier aurait pu dire la même chose ; mais il a compris qu'éluder ou passer sous silence une difficulté, ce n'est pas la résoudre et il déclare nettement « qu'il ne croit pas devoir traiter cette question pour deux raisons : la première, c'est que l'existence de ces phénomènes n'a pas été jusqu'à présent rigoureusement et scientifiquement démontrée ; la seconde, c'est que, fût-elle hors de conteste, il ne se reconnaîtrait pas le droit de les considérer et de les proposer comme relevant de l'hypnotisme ou lui appartenant. » (P. 137.)

Ces deux assertions sont-elles incontestables ?

J'ai déjà rappelé, dans ma *Lettre* à M. Masoin, qu'en 1784, une commission nommée par le Gouvernement pour étudier à fond le magnétisme et composée d'un certain nombre de savants et de membres de l'Académie des sciences, fit un double rapport. Dans le premier, destiné au public, elle se montre complètement défavorable ; dans le second qui devait rester secret, après avoir condamné les pratiques Mesmériennes comme dangereuses pour la moralité publique, elle avoue avoir observé des phénomènes extraordinaires, mais qu'elle n'a pas cru devoir s'en occuper, parce qu'ils étaient en contradiction avec toutes les lois connues.

Le Dr Paul Richer, dans son ouvrage sur *la Grande Hystérie*, s'exprime à peu près dans les mêmes termes. Il ne conteste pas l'existence de ces phénomènes ; « mais il ne veut pas s'en occuper, du moins pour le moment, parce qu'ils ne se rattachent par aucun lien bien saisissable aux faits déjà connus ». Et le Dr Charcot approuve cette conduite qu'il trouve excellente.

En 1826, après des discussions longues et passionnées, l'Académie de Médecine nomma une commission permanente de neuf membres composée de savants éminents et de membres de l'Académie, avec mission expresse de se livrer à l'étude du magnétisme animal et de lui faire un rapport sur cette question. Ce ne fut que cinq ans après que ce rapport fut lu à l'Académie. Il se montre entièrement favorable au magnétisme. Il accepte comme démontrées les expériences dont la commission avait été témoin, « non seulement le somnambulisme provoqué, mais encore les « faits de clairvoyance et de prévision ». (Cullère.) — « Ces phénomènes, dit Paul Gibier, constatés par un grand nombre de médecins, expérimentés dans les hôpitaux par des professeurs de la Faculté de Médecine qui opérèrent en présence de leurs élèves, offrent de telles garanties d'authenticité, autant par le nombre et la compétence des témoins que par l'honorabilité des opérateurs, qu'il est impossible de les révoquer en doute. Pour les nier, il faudrait être aussi sceptique que le professeur Bouillaud qui s'obstinait à ne voir dans le phonographe qu'un artifice de ventriloquie. »

Comment, après tant de témoignages, le P. Coconnier peut-il affirmer (p. 136) que, malgré tout ce qu'on a pu lire dans les *Annales des sciences psychiques*, malgré les sept cents faits recueillis par trois savants anglais, Gurney, Myers, Podmore, les huit cents expériences d'Ochorowicz et les démonstrations de M. Pierre Janet, le doute plane encore sur la réalité même des phénomènes? Ne craint-il point de se voir appliquer ce mot du Dr Charcot : « En présence de l'évidence des faits, le scepticisme prétendu scientifique que quelques-uns semblent affecter encore vis-à-vis de ces études, ne saurait être considéré que comme un scepticisme purement arbitraire, masquant à peine le parti pris de ne rien entendre ou de ne rien voir. » Comme si c'était faire injure à notre siècle de progrès de croire aux prodiges qui s'opèrent journellement à Lourdes et qui encore aujourd'hui font lever les épaules à la plupart des médecins. « Douter de la réalité matérielle de ces guérisons, dites miraculeuses, ce serait faire acte de scepticisme systématique et se placer hors des règles de la logique scientifique. » (Dr Pitres.)

Le P. Coconnier avoue lui-même (p. 398) qu'il y a dans l'hypnotisme des faits étranges dont le récit a ému très fort l'opinion et jeté un certain trouble même dans des esprits réputés fermes et dont la réalité n'est pas sérieusement contestable.

Au reste, ajoute le P. Coconnier, « l'existence de ces phénomènes fût-elle hors de conteste que je ne devrais pas davantage en parler, parce que je ne me reconnais pas le droit de les considérer et de les proposer comme relevant de l'hypnotisme ou lui appartenant ». Que ces phénomènes n'appartiennent pas essentiellement à l'hypnose, c'est-à-dire, que l'hypnose puisse exister sans eux, c'est ce que tout le monde reconnaît ; que ces phénomènes ne dépendent pas et ne relèvent pas de l'hypnose, comme l'effet de la cause, c'est ce qu'il est impossible d'admettre. C'est un résultat accidentel, si l'on veut, mais direct de l'hypnotisme.

Il est difficile de s'expliquer comment, dans l'hypothèse de la réalité des faits, le Révérend Père peut hésiter à les reconnaître comme se rattachant à l'hypnose, quand tous les magnétiseurs sans exception, qui prétendent les avoir expérimentés, s'accordent à dire que c'est à la suite d'hypnotisations plusieurs fois répétées et pendant que les sujets sont plongés dans le sommeil magnétique, et jamais autrement, que ces phénomènes ont lieu.

Mais, objecte le P. Coconnier, comment se fait-il que ni le Dr Grasset ni le Dr Bernheim ne les ont jamais observés et malgré tous leurs efforts n'ont jamais pu les reproduire? Le Révérend Père est trop bon logicien pour ne pas reconnaître que de ce que ces deux savants n'ont jamais observé et reproduit ces phénomènes, il ne s'ensuit pas que ces phénomènes n'existent pas. Si, après leurs essais réitérés, il est permis à ces deux docteurs de rester dans le doute, un homme raisonnable n'hésitera pas à les admettre, s'ils lui sont attestés par des hommes compétents et dignes de confiance. Car tout se réduit à une question de fait et il n'est pas besoin d'être un grand docteur pour constater et affirmer un fait patent à tous les yeux.

Et quand il niait ces phénomènes, le Dr Bernheim n'obéissait-il pas à des idées préconçues? Il lui arriva parfois de rejeter, avec une espèce de dédain, des faits affirmés par tous ses confrères, mais qui contrariaient ses théories.

En voici un exemple :

Aujourd'hui à peu près tous les médecins reconnaissent que chez la plupart des hystériques il existe des zones qu'ils appellent *hystérogènes*. « Je désigne sous ce nom, dit le Dr Pitres qui en a fait une étude spéciale, des régions circonscrites du corps dont la pression a pour effet, soit de provoquer instantanément le sommeil hypnotique, soit de modifier les phases du sommeil artificiel, soit de ramener brusquement à l'état de veille les sujets préalablement hypnotisés. » Les docteurs Charcot, Paul Richer, Dumontpailler, les ont aussi signalées. Cependant, comme un jour le R. P. Coconnier lui-même objectait au Dr Bernheim l'existence de ces zones, comme opposées à sa théorie sur la suggestion : « Des zones hystérogènes ! s'écria vivement le docteur, mais on les crée par suggestion ! Tenez, je vais vous en créer tant que vous voudrez... ! » Puis un instant après, il ajouta à demi-voix : « Ils n'entendent rien à l'hypnotisme ! »

Mais si le Dr Bernheim se montre si sévère pour l'École de la Salpêtrière, il ne faut pas croire que sa propre doctrine ait été acceptée sans difficulté.

Quant au Congrès sur l'hypnotisme, tenu à l'Hôtel-Dieu de Paris en 1889 (p. 27), généralisant sa théorie, il osa dire que tous les procédés divers se réduisent à un seul : la suggestion, que les pratiques des toucheurs et des masseurs, l'hydrothérapie, l'homéopathie, la métallothérapie, l'électrothérapie, les onguents secrets, les granules de Mattei, agissent en tout ou en partie par suggestion, de nombreuses et d'énergiques protestations se firent entendre. Voici entre autres l'objection que lui opposa l'éminent professeur de médecine à l'Université catholique de Lille, le Dr Guermonprez : « M. Bernheim, dit-il, nous affirme que toutes les pratiques hypnogènes se ramènent à la suggestion. Eh bien, je le demande : comment est-il possible d'admettre la suggestion, lorsque l'hypnose est produite chez les animaux, lorsqu'elle est obtenue chez les poulpes, les seiches, les crabes, les homards, les langoustes, les écrevisses, les grenouilles, les crocodiles, les serpents et les cobayes? L'hypnotisation de ces divers animaux est cependant un fait acquis. Et chez les enfants ! M. Bernheim a eu la bonté de nous apprendre, dans une autre enceinte, comment M. Liébeault (de Nancy) arrivait à une hypnotisation réelle, même chez les enfants à la mamelle : il lui suffit d'appliquer une main sur le ventre et l'autre sur le dos du petit sujet... S'il croit que ces manœuvres peuvent encore être qualifiées « suggestives », j'ai le regret de lui dire que, malgré sa grande autorité, il m'est impossible d'adopter son opinion. » Suivent encore d'autres objections du même docteur.

« L'on serait curieux d'apprendre, ajoute le R. P. Coconnier, quelle fut l'impression produite sur la docte assemblée par ces deux plaidoyers contradictoires de M. Guermonprez et de M. Bernheim. Malheureusement le compte rendu de la séance n'en laisse rien soupçonner »...

Au reste, voici comment le savant professeur de Fribourg, grand partisan et grand admirateur du

Dr Bernheim, répond à l'objection du savant professeur de Lille (p. 32).

« Je dois l'avouer tout d'abord, la première raison apportée par M. Guermonprez contre M. Bernheim ne me semble nullement fondée. Je sais bien que pour beaucoup elle est la plus concluante, qu'elle impressionne fort un grand nombre d'esprits et c'est bien sûr pour ce motif que M. Guermonprez la mit, non sans habileté, au commencement de son argumentation, mais elle n'en est pas plus solide pour cela... Il demande triomphalement à son confrère s'il peut être question de suggestion quand il s'agit des bêtes, persuadé que la réponse ne pouvait être que négative. A la place de M. Bernheim, je n'aurais répondu ni par un oui ni par un non ; j'aurais opposé à M. Guermonprez un modeste *distinguo,* oui, cette distinction aussi simple que bien fondée : — Peut-on admettre la suggestion, demandez-vous, quand il s'agit des bêtes? Si par suggestion vous entendez une *idée,* un concept universel, l'idée générale de sommeil, par exemple, j'accorde qu'on ne peut pas l'admettre ; mais si par suggestion, l'on peut entendre seulement une image, l'image du sommeil, j'affirme qu'on peut l'admettre ; car les bêtes, étant douées d'imagination, peuvent avoir des images, encore qu'étant dénuées de raison, elles ne puissent avoir d'idées générales. Or, l'image du sommeil suffit à la suggestion... Il en est de même pour le sommeil des petits enfants. Eux aussi ont l'imagination, ils rêvent. — Rien n'empêche donc que par des pratiques appropriées on suscite en eux l'image plus ou moins nette du sommeil. »

Cela tient sans doute à la faiblesse de mon intelligence et peut-être aussi à mes quatre-vingt-cinq ans, mais il m'est impossible de me figurer une écrevisse en contemplation devant l'image du sommeil d'une écrevisse, sa voisine, et par là se rendant apte à être hypnotisée ou s'hypnotisant elle-même d'après la théorie du Dr Bernheim qui enseigne que l'hypnotisé est son propre hypnotiseur. J'aurais été heureux de voir le R. P. Coconnier donner des preuves de son assertion plus explicites et plus à ma portée. En attendant, il me semble que malgré ses ingénieuses et subtiles distinctions, l'objection du Dr Guermonprez n'est pas détruite, et conserve au contraire toute sa force.

J'arrive à la question à mon sens la plus intéressante et la plus importante : peut-on hypnotiser quelqu'un sans son consentement, sans qu'il le sache, sans qu'il s'en doute? A ma grande surprise, sur ce point, le R. P. Coconnier se sépare complètement du Dr Bernheim dont il vante cependant à chaque instant la puissance de conception et la pénétration d'esprit. Je m'attendais à voir le savant professeur de Fribourg s'empresser d'exposer sans ambages les raisons péremptoires qui l'ont décidé à se séparer de son auteur favori; mon attente a été trompée.

Dans mon *Étude* sur l'hypnotisme et dans mes *Lettres* à M. Masoin, j'ai cité les déclarations des savants qui se sont particulièrement occupés de l'hypnotisme et dont l'opinion fait autorité. Braid, Donato,

Charcot, P. Richer, Lefèvre, Kuborn, Crocq, etc., etc., s'accordent à dire qu'on ne peut hypnotiser quelqu'un sans son consentement au moins *pour la première fois.* J'ai cité entre autres ce passage du Dr Bernheim : « Le sommeil provoqué ne dépend pas de l'hypnotiseur, mais du sujet... Nul ne peut être hypnotisé contre son gré. » Pour tout homme sans prévention, ce passage est clair et précis. Il est évident, d'après le contexte, que le Dr Bernheim suppose qu'on est toujours libre de résister; autrement son argument n'aurait aucun sens. Cependant, le R. P. Coconnier trouve moyen d'épiloguer sur ce point.

« Je ne demanderais pas mieux, dit-il, que de me laisser convaincre que personne ne pourra m'endormir à moins que je ne le veuille ; mais comment pourrais-je être rassuré quand on me dit simplement : nul ne peut être hypnotisé contre son gré, s'il résiste à l'injonction? *Si je résiste à l'injonction,* je ne serai pas hypnotisé : d'accord. Seulement, la question est de savoir si je pourrai toujours et si tout homme peut en toute circonstance résister à l'injonction du sommeil. Tant qu'on ne m'aura pas donné la preuve que je puis toujours résister, rassuré, je ne le serai pas. La vérité est que tout homme ne peut pas toujours résister aux actions ou influences hypnosigènes auxquelles on le soumet. »

A mon tour, je dirai au R. P. Coconnier, avec toute la déférence due à sa science et à son expérience : « Voilà une assertion qui aurait besoin d'être prouvée. »

Je dirai la même chose quand le R. Père affirme, (p. 61) « que les personnes à sensibilité extraordinaire et anormale, et sous ce titre il comprend la multitude toujours croissante et si nuancée des névropathes, des névrosés, en particulier les hystériques, peuvent être endormis contre leur gré ». Que ces personnes puissent être endormies plus facilement que les personnes à sensibilité ordinaire ; nul ne le conteste. Le Dr Charcot prétendait même qu'il n'y a que les hystériques qui peuvent être endormies ; mais qu'elles puissent être endormies contre leur gré, du moins pour la première fois, voilà qui n'est pas prouvé.

Vainement, le R. P. Coconnier cite à l'appui de cette opinion l'histoire de cette pauvre jeune fille qui ne pouvait ni coudre ni broder, parce que sitôt qu'elle fixait son ouvrage, le sommeil la prenait. Et l'histoire de cette femme qui s'endormait en regardant son miroir et de cette autre qui tombait en catalepsie, pour avoir fixé la glace polie et ensoleillée d'une pièce d'eau... ; et les sujets que l'on endort en projetant sur leur visage un rayon de lumière électrique ou en approchant de leur peau un aimant. « Évidemment, ajoute le R. P. Coconnier, tout ce monde sera à la merci d'un hypnotiseur, pour peu qu'il ait de savoir-faire et de l'audace. » Encore une fois que ces personnes puissent être plus facilement endormies que d'autres, on l'accorde ; qu'on puisse les endormir malgré elles et à leur insu, voilà ce qui reste à prouver.

Ici je peux faire appel à mon expérience personnelle. Depuis très longtemps je ne peux pas lire ou écrire, entendre un discours quelque intéressant qu'il soit, sans qu'au bout de quelques minutes d'attention soutenue mes yeux se ferment, le livre ou la plume m'échappent des mains. En écrivant cet article, j'ai été obligé de m'arrêter je ne sais combien de fois. Cependant je crois qu'on étonnerait beaucoup ceux qui me connaissent, si on leur disait que je suis hystérique et qu'on peut m'endormir sans que je le veuille et sans que je m'en doute.

Que des personnes qui ont été plusieurs fois hypnotisées puissent être endormies contre leur gré, c'est un fait depuis longtemps démontré par des expériences multipliées. On serait tenté de croire que le ressort de la volonté s'est brisé par l'abus qu'elles en ont fait, en abandonnant à un autre, de propos délibéré, leur raison et leur liberté. — Il en est de même de celui qui par bravade se soumet aux procédés du magnétisme, en disant : « Je suis sûr de moi ; je ne dormirai pas, quoi qu'on me fasse, si je ne veux pas dormir : hypnotisez-moi et apprenez qu'on n'endort pas les gens malgré eux. »

« Il lui arrivera fréquemment, continue le R. P. Coconnier, ce qui adviendrait à un homme qui, ne voulant pas s'enivrer, consentirait à avaler quelques fortes rasades d'un vin traître contre lequel les têtes les plus solides ne se défendent pas toujours victorieusement. » — « J'ai même observé, dit le Dr Forel, que par une sorte de contraste étrange, les hommes qui plus volontiers se raillent de l'hypnotisme et affirment le plus bruyamment que personne ne les hypnosera, sont justement ceux que souvent l'on endort le plus facilement et le plus vite, malgré toute la résistance qu'ils opposent. »

C'est à cette catégorie d'imprudents qu'on peut rattacher le fait rapporté un peu plus loin par le R. P. Coconnier (p. 75). « Un jour, un jeune commis, nommé Léonard Patz, tenta, dans une brasserie, d'hypnotiser, par fixation du regard, une des filles de service qui par hasard était venue se placer en face de lui. Il ne réussit, cette première fois, qu'à produire dans la jeune fille un état de somnolence qui se dissipa bientôt spontanément. Mais un autre jour étant revenu à la brasserie et ayant de nouveau plongé son regard fixe dans les yeux de la servante, celle-ci se sentit tellement impressionnée qu'elle n'eut que la force de se traîner dans une pièce voisine, où elle tomba profondément endormie... Or, cette jeune fille n'avait pas jusque-là la moindre idée de l'hypnotisme. » D'où le R. P. Coconnier conclut qu'on peut donc quelquefois endormir des gens à leur insu, sans qu'ils le veuillent. La conséquence ne me paraît pas rigoureuse. Évidemment, pour que Léonard Patz pût plonger son regard dans les yeux de la servante, il fallait que celle-ci s'y prêtât. Si elle avait détourné la vue, si elle s'en était allée d'un autre côté, l'expérience aurait échoué. Mais elle avait été impressionnée quelques jours auparavant. En général les filles de brasserie ne sont pas timides ; elle voulut voir ce qui résulterait de ce regard obstiné, en le bravant jusqu'à la fin : elle fut punie de sa curiosité. Car, d'après tous les hypnotistes, il n'est pas nécessaire que le sujet sache qu'on veut l'hypnotiser, il suffit qu'il se prête à ce qu'on demande de lui. Quand Braid hypnotisait sa femme, son domestique et un de ses amis, aucun d'eux ne savait qu'il voulait les endormir.

« Enfin, dit le R. P. Coconnier en terminant ce chapitre, les personnes bien constituées et bien portantes qui ne veulent ni du sommeil ni de l'hypnotisation, peuvent encore, en certains cas, être réduites à l'hypnose, soit par suggestion soudaine impérative, soit par la transformation du sommeil naturel ou du sommeil anasthésique en sommeil hypnotique. »

Voilà encore une assertion dont le R. P. Coconnier ne donne aucune preuve. Je crois même qu'il serait très embarrassé s'il était obligé de citer une seule personne, bien portante et jouissant de toutes ses facultés, qui ait été endormie sans son consentement direct ou indirect. Comment donc a-t-il pu écrire, une centaine de pages plus loin (p. 181) : qu'il s'occupe exclusivement des faits admis par tous les hypnotistes, des faits notoires, observés universellement et dûment contrôlés par l'expérience *scientifique?* Pourquoi n'a-t-il pas cité une seule de ces expériences à l'appui de son assertion? c'était d'autant plus nécessaire dans la circonstance que, sur ce point, comme nous l'avons déjà vu, il contredit les plus célèbres hypnotiseurs, les chefs d'écoles, qui tous affirment qu'on ne peut endormir quelqu'un sans son consentement.

Mais regardant son assertion comme incontestable, le R. P. Coconnier ajoute : « Ces conclusions ne sont ni très rassurantes ni très réjouissantes, et, d'après ces données, les honnêtes gens sont encore plus exposés qu'on ne l'avait pensé jusque-là aux criminelles tentatives des mauvais sujets. A ceci, reprend fort justement M. Beaunis, nous ne pouvons rien... Les phénomènes de somnambulisme sont aujourd'hui entrés dans le domaine public ; tout le monde sait à peu près ce que c'est ; tout le monde en parle et il serait impossible d'en faire un mystère. Il sera aussi facile à un individu malintentionné de se mettre au courant des procédés d'hypnotisme que de prendre connaissance des propriétés toxiques de l'arsenic et de la strychnine. »

Il me semble qu'ici le Révérend Père force un peu la note. Outre qu'il n'est pas bien prouvé, comme on vient de le voir, qu'on puisse être endormi sans son consentement, nous croyons pouvoir affirmer aux personnes timides que la puissance attribuée aux magnétiseurs inquiète, qu'elles sont beaucoup moins exposées à être magnétisées malgré elles qu'à être tuées par la foudre ou par un pot de fleurs tombant de la fenêtre d'un troisième étage, accidents qui ne les empêchent pas de dormir tranquilles.

Ce n'est donc point tout à fait à tort que nous avons dit qu'il y avait dans le livre du R. P. Coconnier des assertions qui auraient besoin d'être mieux prouvées.

Nous aurions encore bien quelques autres difficultés à soumettre au Révérend Père. Ainsi, par exemple, il pense avec l'école de Nancy, les docteurs Bernheim et Liébeault, avec le Dr Forel, de Zurich, le Dr Morselli, de Milan, que le sommeil provoqué ne diffère en rien du sommeil naturel. Comment se fait-il donc qu'à la suite d'une hypnotisation il se produit souvent des troubles nerveux de toute espèce, un sentiment de fatigue et de brisement dans tous les membres, qui persévèrent plus ou moins longtemps, quelquefois même pendant plusieurs semaines, tandis que rien de pareil ne se montre à la suite du sommeil ordinaire et qu'au contraire on éprouve une sorte de bien-être, qu'on se sent plus fort et plus dispos pour reprendre ses travaux accoutumés?

Le Révérend Père affirme encore, d'après Bernheim et quelques autres magnétiseurs, que « l'hypnotisation n'offre pas le moindre inconvénient, lorsqu'elle est bien maniée (p. 284) ». La plupart des docteurs pensent le contraire. « Ce sont les théoriciens de l'hypnose qui parlent ainsi, dit le Dr Gilles de la Tourette, dans un ouvrage sur l'hystérie paru récemment, les observateurs sincères qui ont la pratique du traitement des hystériques sont loin de partager leur sentiment... Il y a quelques années, on s'était passionné pour l'hypnotisme que plusieurs docteurs regardaient comme devant être la base du traitement des hystériques ; mais depuis qu'on a reconnu que l'hypnotisme n'est pas autre chose qu'une crise hystérique à l'état aigu, qui est provoquée au lieu d'être spontanée et qui agit comme toutes les crises, en modifiant profondément le terrain hystérique, on est bien revenu de cet enthousiasme... En effet il se produit assez souvent, pendant le sommeil hypnotique, des anesthésies ou des hyperesthésies, des céphalalgies, des spasmes, des contractures, des convulsions... Et ces convulsions, dit Bailly, sont extraordinaires par leur nombre, par leur durée et par leur force. Elles sont caractérisées par les mouvements précipités, involontaires, de tous les membres et du corps entier, par le resserrement de la gorge, par des soubresauts, par le trouble et l'égarement des yeux, par des pleurs, des hoquets et des cris immodérés... Voilà ce que peut obtenir malgré lui le médecin le plus expérimenté. Nous sommes loin, comme on le voit, de la pratique de ceux qui font de l'hypnotisme la panacée de l'hystérie. »

D'où le même docteur conclut : « Le médecin qui essaie de déterminer le sommeil artificiel doit avoir constamment présent à l'esprit qu'il ne peut savoir à l'avance si les effets qu'il va produire, au lieu d'être curatifs, ne seront pas tout simplement désastreux. Au lieu d'un état de calme pendant lequel le sujet se prêtera à ses suggestions thérapeutiques, c'est parfois une attaque qui fera son apparition et pourra être la première manifestation convulsive de l'hystérie. Avant de tenter l'hypnotisation, il faut faire une étude approfondie du malade et se dire qu'on risque souvent beaucoup pour gagner peu. Quelle sera l'attitude du médecin en présence d'une attaque qu'il a lui-même provoquée et qu'il est le plus souvent impuissant à enrayer? Et les faits de ce genre abondent dans la science !

« Le médecin ne doit jamais pratiquer l'hypnotisation que chez les malades qui présentent des symptômes d'hystérie confirmée, c'est-à-dire chez lesquels il existe des phénomènes nerveux tels que ceux qu'on risque de produire soient inférieurs en gravité aux symptômes actuels. Nous n'hésitons pas à le répéter : il vaut mieux vivre en paix avec de légers troubles hystériques que de s'exposer à faire éclater les accidents les plus tenaces de la névrose, les crises convulsives en particulier. » — « Que l'on prenne une jeune fille d'une bonne santé, dit le P. Franco citant le Dr Grasset, seulement disposée à l'hypnotisme, très facile à endormir, et qu'on l'endorme un certain nombre de fois d'un simple sommeil nerveux, on en fera une névropathique ; ensuite une hystérique et souvent une folle. » Et le Dr Vizioli, qui cite cette assertion du célèbre médecin français, ajoute que ce dernier mot n'est pas trop fort. Il avait eu en effet lui-même à soigner un jeune homme devenu fou pour avoir subi l'hypnotisme à Montpellier, lors du passage de l'hypnotiseur Verbeck. »

On voit par ce qui précède que, même avec l'assistance d'un médecin, il ne faut recourir à l'hypnotisme que dans des cas assez rares et avec de grandes précautions. Dans mon *Étude* sur l'hypnotisme, j'ai rapporté un grand nombre d'accidents arrivés à la suite d'hypnotisations opérées par des médecins ou par des magnétiseurs de profession tels que Donato, Pickmann, accidents qui ont persévéré plus ou moins longtemps et dont quelques personnes ne se sont jamais bien remises.

Un des plus brillants élèves de Charcot, le Dr Paul

Richer, cite un fait qui prouve la persévérance de ces accidents. Un jour son ami, le Dr Féré, suggéra à une hypnotique qu'à son réveil elle ne le reconnaîtrait plus. En effet à son réveil M. Féré était devenu pour elle un étranger dont elle ne s'expliquait en aucune façon la présence et les allures. Au bout de six jours, l'hallucination persistait dans toute son intensité. « Nous eûmes du mal à la faire disparaître, ajoute le Dr P. Richer; il fallut insister beaucoup pendant l'état de somnambulisme pour réveiller ses souvenirs et lui rendre vis-à-vis de notre ami sa perception normale. »

Mais si des hommes aussi expérimentés que MM. Richer et Féré qui s'occupent d'hypnotisme d'une manière spéciale, ont eu tant de peine à faire disparaître les suites d'une hypnotisation, que ne doit-on pas craindre de certains médecins imprudents qui magnétisent sans avoir fait d'études suffisantes! Un fait qui s'est passé, il y a quelques années, montre bien que l'hypnotiseur n'est pas toujours maître de son sujet et qu'il ne suffit pas de lui souffler sur le visage pour le remettre dans son état normal, comme paraît le supposer le R. P. Coconnier. Un jour des hommes honorables, intelligents et instruits, demandèrent à un magnétiseur de passage dans la ville de leur donner une séance particulière pendant laquelle ils pourraient, loin du bruit de la foule, étudier à loisir les phénomènes hypnotiques. Le magnétiseur y consentit et à l'heure convenue il se rendit à l'hôtel avec son sujet qui était une jeune fille. Parmi ces messieurs, il y en avait un qui avait beaucoup étudié les ouvrages de Charcot et de Bernheim et qui faisait de l'hypnotisme en amateur. Ayant vu dans leurs livres qu'on pouvait facilement, et même malgré elle, endormir une personne qui avait été plusieurs fois hypnotisée, il voulut, sans rien dire, essayer d'endormir la jeune fille en prenant son regard ; elle s'en aperçut : « Vous n'êtes pas médecin, lui dit-elle, vous ne savez pas quels effets vous pouvez produire. Si vous cherchez encore à me surprendre, je me retirerai immédiatement. » Il promit de cesser ses tentatives et les expériences commencèrent.

La séance était sur le point de finir, quand l'amateur demanda à la jeune fille la permission de magnétiser seulement sa main ; elle y consentit et bientôt les symptômes de l'hypnose se manifestèrent. Mais quand, après diverses expériences, il voulut rétablir la main dans son état ordinaire, il ne put y parvenir. Il eut beau employer tous les procédés en usage parmi les magnétiseurs : tous ces moyens échouèrent. Alors le magnétiseur de profession lui conseilla d'hypnotiser complètement la personne, il espérait qu'en ramenant le reste du corps à son état normal, la main y reviendrait également ; cette tentative ne réussit pas mieux que les autres ; ce ne fut qu'au bout d'une heure que la jeune fille sortit de cet état de somnambulisme.

Il est encore plusieurs autres questions sur lesquelles le R. P. Coconnier est en complet désaccord avec les maîtres les plus réputés en fait d'hypnotisme et sur lesquelles j'aurais moi-même quelques remarques et quelques réserves à faire ; par exemple, sur le degré de liberté que conserve l'hypnotisé, pendant qu'il est en état de somnambulisme; sur la moralité de l'hypnose; sur l'influence qu'elle exerce sur la santé, etc. De toutes ces questions je n'en retiendrai qu'une seule, parce qu'elle me semble de beaucoup la plus importante et qu'on en peut tirer des conséquences funestes au point de vue de la foi. J'ai longtemps hésité, je l'avoue, à me décider à traiter ce sujet et il m'en coûte d'autant plus de paraître attribuer au savant professeur des idées dangereuses que j'ai été accueilli dans les maisons des RR. PP. Dominicains avec une très grande bienveillance, en particulier dans le magnifique établissement de Saint-Elme, à Arcachon, où pendant plusieurs années j'ai passé le temps de mes vacances et où j'ai reçu la plus gracieuse hospitalité.

Pour qu'on ne puisse pas m'accuser de dénaturer la pensée du R. P. Coconnier et de lui attribuer une opinion qui n'est pas la sienne, voici ses propres paroles (p. 397) :

« Le moment est venu d'aborder les phénomènes qu'on pourrait appeler transcendants de l'hypnose... ces faits étranges dont le récit a ému si fort l'opinion et jeté un certain trouble même dans des esprits réputés fermes. On connaît l'expérience de M. Focachon sur Élisa F... Un simple papier de timbre-poste gommé produisant en vingt-quatre heures tous les effets d'un vésicatoire véritable, rougeur intense, gonflement de la peau, phlyctènes, suppuration; et les expériences, plus frappantes encore peut-être, de MM. Bourru, Burot et Mabille, obtenant d'un sujet par suggestion que certaines lettres apparussent en traits de sang sur son bras, d'abord après quelques heures, ensuite presque instantanément. Que penser d'événements si extraordinaires? Faut-il admettre qu'ils sont réels, et, supposé qu'ils le soient, à quelle cause les rapporter?

« A la première question, je réponds tout de suite que malgré les doutes élevés même par certains partisans de l'hypnotisme, j'admets que la réalité de ces faits n'est pas sérieusement contestable. Quant à la seconde, je vais dire ce que je pense, en établissant que l'imagination vivement excitée est capable à elle seule de produire sur certains sujets de pareils résultats.

« Pour s'en convaincre, il suffit de se rappeler ce que l'expérience vulgaire, ce que tous les livres de psychologie et de physiologie qui traitent de l'action du moral sur le physique, nous disent du pouvoir surprenant de cette faculté et de ce qu'elle opère soit par elle-même, soit par les autres puissances qu'elle met en œuvre. Qui n'a entendu ces formules, répétées jusqu'à devenir banales: l'imagination par ses tableaux dilate le cœur ou le serre; accélère ses mouvements ou les ralentit; jette le sang au visage ou le refoule à l'intérieur; glace d'épouvante, enflamme de colère, donne des nausées, provoque la sueur brûlante ou froide; fait blanchir les cheveux dans une nuit; cause ou guérit des maladies très réelles, arrête ou stimule l'action des nerfs; enfin par la rupture violente des vaisseaux sanguins dans les régions cardiaques ou cérébrales, amène une crise fatale ou tue à l'instant même... Que d'hypocondriaques qui, à force de se croire malades, le sont devenus très gravement, ou de goutteux en pleine crise qu'un incendie ou un accident de chemin de fer dont ils allaient être victimes ont subitement rendus ingambes !... Une pauvre mère, apprenant que sa fille vient d'échapper à un horrible danger, tombe frappée d'apoplexie, tuée par la terreur et par la joie. »

A tous ces faits, le R. P. Coconnier (p. 400) en ajoute d'autres qui, à son avis, prouvent sa thèse plus directement encore. « C'est une femme qui, apercevant un enfant auquel elle s'intéresse particulièrement, sur le point d'avoir le pied écrasé par une porte qui va se refermer sur lui, éprouve instantanément au pied, à l'endroit même où l'enfant va être blessé, une douleur si intense qu'elle est obligée d'y porter la main pour calmer la sensibilité et qu'elle a beaucoup de peine à rentrer chez elle. Le lendemain matin tout le pied était enflé; autour de la cheville, il y avait un cercle qui semblait peint avec un liquide rutilant, et de l'autre côté, une large tache de même couleur.

« C'est une jeune mère, très impressionnable et très nerveuse, qui, voyant son petit enfant sur le point d'avoir le cou coupé par la chute du rideau métallique de la cheminée, sent se former sur le champ un cercle érythémateux et saillant autour de son cou, au même point où l'enfant allait être frappé.

« C'est une servante qui, voyant saigner sa maîtresse à laquelle elle était fort attachée, éprouve une émotion si puissante, au moment où le chirurgien enfonçait la lancette dans le bras de la malade, qu'elle ressent au pli du coude une sensation de piqûre et que bientôt après une ecchymose apparaît.

« C'est un officier de la marine anglaise, atteint d'hydropisie, à qui le médecin déclare qu'il faut laisser là tous les remèdes et qu'une opération chirurgicale peut seule lui sauver la vie. « Je ne pourrai jamais supporter une opération, répond le malade bouleversé, j'aime mieux mourir. » — « Si c'est là votre décision, réplique le médecin, vous pouvez vous considérer comme perdu : toutes les drogues du monde ne vous sauveront pas. » — Après le départ du docteur, il se produisit chez le malade une transpiration abondante ; à travers les pores de la peau, il sortit des flots de liquide. On eût dit de l'eau bouillante ; cela dura toute la nuit ; toute la literie fut imprégnée de sérosité ; il y en avait jusque sur le plancher. Le malade guérit, le seul mot d'opération avait opéré ce miracle.

« Enfin c'est un matelot, âgé de trente ans, qui, s'étant laissé envahir par la peur, au milieu d'une tempête horrible, tombe sans parole sur le pont et dont le visage se couvre de larges gouttes de sueur d'une brillante couleur rouge. En essuyant ces gouttes rutilantes, le chirurgien du bord fut étonné d'en voir de nouvelles prendre leur place. Ce liquide sortait des orifices des glandes sudorifiques ; il tachait si fortement qu'en pressant avec sa main le linge qui avait servi à l'essuyer, on avait les doigts tout pleins de sang. Au moment où cessa cette sueur de sang, l'homme recouvra l'usage de la parole. »

« Quelle est la conclusion qui s'impose de tous ces faits? se demande le R. P. Coconnier. La conclusion qui s'impose c'est que l'imagination vivement frappée a le pouvoir de projeter le sang sur un point donné du corps, avec une telle violence et d'impressionner d'une telle manière les divers tissus de la périphérie qu'il en résulte une rupture des vaisseaux capillaires, des boursouflures et de l'inflammation, de la suppuration, un écoulement de sérosités, une transpiration sanguinolente, parfois subitement et à l'improviste. Pouvons-nous après cela soutenir raisonnablement que les phénomènes présentés par Élisa F... et par Louis V... exigent l'intervention d'un agent préternaturel? Ces phénomènes sont les mêmes exactement que les observations rapportées tout à l'heure nous ont mis sous les yeux. »

Le R. P. Coconnier affirme que ces phénomènes proviennent tous également, les uns comme les autres, d'une imagination surexcitée. Ne serait-il point plus exact d'en attribuer la plus grande partie à une émotion subite et nerveuse? Il me semble qu'il est impossible d'assimiler des faits subits, violents, inattendus, indépendants de toute volonté, ne se reproduisant pas, tels que la plupart des faits cités plus haut par le R. P. Coconnier, et des faits prévus, commandés, réglés, se reproduisant à volonté, autant de fois qu'on le désire, sans trouble, sans agitation, au jour et à l'heure indiqués, comme il arrive dans les expériences hypnotiques. S'ils ont quelques traits de ressemblance, ils diffèrent tellement les uns des autres dans l'ensemble des propriétés qui les caractérisent, qu'on ne peut les confondre; ils ne sont pas de la même famille. Il me semble qu'il est impossible d'assimiler l'émotion et l'imagination, comme le fait en cette circonstance le Révérend Père. L'émotion est une impression violente, subite, qui frappe comme la foudre, qui affecte l'âme sans aucune représentation d'objet, qui s'impose et ne se choisit pas; l'imagination, qui est la faculté de se représenter sous une forme sensible les objets qui n'affectent pas actuellement nos sens, agit plus lentement, et plus l'effet qui doit en résulter est considérable et plus elle met de temps à le produire. Sans doute il y a des maladies imaginaires, en vertu de l'action du moral sur le physique; mais ces maladies n'éclatent pas subitement : ce n'est souvent qu'après des semaines et même des mois qu'elles amènent des accidents graves.

Qu'à la suite d'une émotion violente, le sang jaillisse d'un membre, c'est ce qui peut à la rigueur se comprendre; mais que l'on puisse, comme M. Focachon, prendre un morceau de toile à vésicatoire d'Albespeyre, le partager en deux, en placer une partie sur le bras droit et l'autre partie sur le bras gauche d'un individu mis préalablement en état de somnambulisme, en lui déclarant énergiquement qu'un vésicatoire doit se produire sur le bras droit, mais que le bras gauche doit rester intact et sans trace de vésication; — que l'on intime à un autre magnétisé l'ordre de produire sur son bras gauche une exsudation sanguine de manière à tracer son nom, en caractères bien visibles et bien détachés. — Et que tout cela s'accomplisse à la lettre, et que tout cela soit naturel, comme le pense le R. P. Coconnier, voilà, nous l'avouons, ce qui nous déconcerte et nous paraît plus que suspect.

Mais supposons pour un moment, ce que nous sommes loin d'admettre, que les phénomènes produits par une émotion subite et violente et par les procédés hypnotiques sont identiques et également naturels, nous croyons devoir dire qu'à notre sens cette doctrine est très dangereuse et propre à ébranler la foi dans les âmes ignorantes et chancelantes. En effet, le R. P. Coconnier pose ce principe (p. 407) : « La loi du raisonnement scientifique qui prescrit d'expliquer *toujours* les phénomènes par leur cause *minima* suffisante, nous interdit d'affirmer qu'il y ait autre chose. Or les faits cités plus haut démontrent qu'une imagination vivement frappée et surexcitée peut produire des exsudations sanguines, des boursouflures, de l'inflammation, de la suppuration, un écoulement de sérosités, une transpiration sanguinolente. Il n'est donc pas raisonnable de soutenir que ces phénomènes exigent l'intervention d'un agent préternaturel. »

Mais alors que répondra le R. P. Coconnier aux incrédules et aux médecins matérialistes qui prétendent que les stigmates et autres prodiges semblables ne sont que les produits d'une imagination surexcitée et des hallucinations de malades?

Il y a une dizaine d'années, un professeur du Grand Séminaire de Bordeaux m'écrivait pour me demander mes *Lettres au P. Hahn* : « Non pas pour moi, me

disait-il, mais pour plusieurs personnes auxquelles le *Mémoire* du P. Hahn a fait perdre la foi. » — « Com-
« ment, disent-elles, depuis trois cents ans on honore
« dans l'Église comme divines et miraculeuses les
« révélations de sainte Thérèse et la transverbération
« de son cœur, et voilà qu'un Père de la Compagnie
« de Jésus, un professeur de Louvain, affirme, dans
« un mémoire livré au public, qu'une partie de ces
« révélations n'étaient que les rêves d'une hystérique
« et des hallucinations provenant de sa maladie! Que
« faut-il donc croire? Que reste-t-il de certain? »

Le R. P. Coconnier ne craint-il point d'apporter un appui, sans doute bien inattendu, à ces esprits audacieux, infatués de leur prétendue science, qui croient pouvoir nier *a priori* toute manifestation du monde surnaturel, même les miracles de l'Évangile, sous prétexte qu'on peut toujours, à leur avis, démontrer scientifiquement que les phénomènes prétendus surnaturels sont les effets de causes purement naturelles? « Volontiers ils s'imaginent, m'écrivait, à la même époque, Mgr l'Évêque de Rodez, que dans l'Église on ne connaît guère qu'un peu de vieille scholastique et plus volontiers encore ils se donnent la mission d'y faire pénétrer je ne sais quoi de scientifique et de progressiste qui leur paraît devoir mettre l'Église à la hauteur des temps et des pensées modernes. J'ai cru un peu tout cela quand j'étais plus jeune et sur la foi de maîtres qui étaient plus savants que moi. Je suis entièrement revenu de ces illusions... Si l'on n'y prenait garde, on détruirait par le détail l'inspiration de nos

Livres Saints, la plupart de nos faits miraculeux et l'autorité de l'Église elle-même. »

« Ah ! me disait à son tour un saint religieux, pour qui a connu comme moi les mécomptes et les méprises de la science, il y a toujours un sentiment profond de surprise et de tristesse de voir des hommes de Dieu s'incliner si légèrement devant elle. Demain elle niera ce qu'elle tient aujourd'hui pour indubitable, et dans vingt ans celui qui ne l'aura pas suivie dans ses innombrables contradictions aura à s'étonner d'être devenu un ignorant, malgré toutes ses études antérieures. C'est mon histoire personnelle, comme ancien élève de l'École polytechnique, que je vous fais dans cette phrase ; c'est sans doute et ce sera celle de beaucoup d'autres. »

Beaucoup de gens regretteront, comme moi, que le R. P. Coconnier n'ait pas jugé à propos de parler des stigmates et des autres prodiges mentionnés dans la Bible, dans l'histoire de l'Église, dans la vie des Saints, et de montrer comment on pouvait soumettre à la loi du raisonnement scientifique tout en leur conservant leur caractère miraculeux. Si le P. Hahn avait observé la même réserve, s'il était resté dans les généralités de la science, sans rien préciser, il est probable qu'il n'aurait jamais été condamné, mais il était obligé de parler de sainte Thérèse ; autrement il n'aurait pas pu présenter son *Mémoire* au concours de Salamanque, et c'est ce qui l'a perdu.

Mais ce que le R. P. Coconnier n'a pas fait, d'autres l'ont fait à sa place. Déjà dans le premier volume de son grand ouvrage sur l'hystérie, le Dr Gilles de la Tourette avait affirmé que sainte Thérèse était hystérique et que ses révélations étaient des illusions de malade et, ce qu'il y a de plus triste à dire, c'est qu'il en appelait au témoignage d'un savant religieux. Dans les deux derniers volumes qui ont paru assez longtemps après le premier, il revient longuement sur la question des stigmates et il ne craint pas de soutenir que les stigmates de saint François d'Assise qui, d'après lui, était hystérique au plus haut degré étaient l'effet d'une imagination surexcitée. « Dans le sens mystique du mot, dit-il, les stigmates se rapportent à des phénomènes de nature hystérique, à des lésions cutanées, rappelant par leur localisation les plaies de Jésus crucifié. C'est ainsi que nous noterons sur saint François d'Assise et sur Louise Lateau l'empreinte sanglante de la couronne d'épines, la trace des clous aux pieds et aux mains, et aussi la plaie béante du côté. Avec l'aide de ce que nous savons aujourd'hui sur l'état mental des hystériques, et grâce à des expériences précises, il nous sera facile, croyons-nous, d'interpréter la réalité de ces phénomènes, considérés longtemps comme d'essence miraculeuse... Les hallucinations qui terminent souvent l'attaque ont parfois une telle intensité qu'elles donnent, au sortir de l'attaque, l'illusion du fait accompli et qu'elles peuvent produire directemant les troubles les plus étonnants... Ce fut pendant une de ces attaques d'extase que saint François d'Assise vit descendre des hauteurs du ciel un séraphin aux six ailes éblouissantes de clarté, ayant entre ses ailes l'image de Jésus crucifié. A cette vue, l'âme de François fut saisie d'une stupeur indicible... La vision disparut, mais elle laissa dans son cœur une ardeur merveilleuse et dans sa chair la trace, non moins merveilleuse, de l'empreinte divine. Ses mains et ses pieds semblaient transpercés par de gros clous... »

Le Dr Gilles de la Tourette prétend que c'est l'hallucination hystérique et le rêve de l'attaque qui produisirent naturellement ces effets physiques.

C'est l'application du principe émis par le R. P. Coconnier qu'on ne doit pas supposer l'intervention d'un agent préternaturel quand un phénomène peut s'expliquer par une cause *minima* suffisante... Or, comme cette loi peut s'appliquer à la plupart des faits miraculeux, tout ce qu'il y a de surnaturel dans la religion disparaîtra. Déjà dans nos *Lettres au P. Hahn,* nous avions signalé les docteurs Richard et Bourneville expliquant, par l'hypnotisme et l'hystérie, les miracles de l'Évangile. Saint Paul n'échappera pas plus que les autres à la règle commune, son ravissement au troisième ciel et ses stigmates ne seront plus considérés que comme les rêves et les hallucinations d'un hystérique. Plaise à Dieu que le R. P. Coconnier n'ait pas, comme le P. Hahn, la douleur de voir les incrédules et les impies s'autoriser de ses principes pour nier le surnaturel! Je serais très heureux si ces quelques lignes pouvaient engager le Révérend Père à revenir sur cette question dans la nouvelle édition de son livre et à montrer que je me suis trompé, que je ne l'ai pas bien compris et que la loi du raisonnement scientifique ne peut s'appliquer aux faits miraculeux constatés par l'autorité de l'Église.

Enfin, il y a dans le livre du Révérend Père une assertion que je ne m'explique pas. Il prétend qu'il faut distinguer entre l'hypnotisme et le magnétisme et il déclare, à plusieurs reprises, dans le cours de son ouvrage qu'il ne veut s'occuper que du premier. Peut-être a-t-il peur de voir son livre atteint par les condamnations prononcées contre le magnétisme. Il est regrettable qu'il n'ait pas montré en quoi ils diffèrent essentiellement; car la plupart des auteurs qui s'en sont occupés ne font aucune distinction entre eux. Je n'irai pas loin en chercher la preuve... S'il est une circonstance où l'on doit se servir du mot propre, c'est quand on traite une question scientifique dans une assemblée de savants. Eh bien, le Dr Masoin a donné pour titre à la conférence qu'il a faite à la *Société scientifique de Bruxelles : Étude sur le magnétisme animal* et dans le cours de la conférence il emploie indifféremment les mots *magnétisme* et *hypnotisme*.

« Si l'on considère l'hypnotisme au point de vue historique, dit Trotin, son origine se confond avec l'histoire du magnétisme animal : les phénomènes sont identiques et beaucoup d'effets s'en rapprochent singulièrement. » Voilà pourquoi Paul Richer ne croit pas devoir établir, du moins jusqu'à présent, de séparation tranchée entre l'hypnotisme et le magnétisme animal.

« M. Charcot, écrit M. Louis Figuier, ne prononce

jamais le nom de magnétisme animal... le magnétisme est un mot qui sent le charlatanisme ; mais l'hypnotisme a une couleur scientifique ; voilà pourquoi nos médecins renient le premier et exaltent le second ! Pour nous qui avons l'habitude de parler net, de nommer les choses par leur nom et d'appeler un chat un chat, nous nous permettons de dire aux fauteurs de l'hypnotisme qu'ils ne font que ressusciter et mettre en lumière des phénomènes archiconnus, lesquels seulement ont été niés obstinément pendant une longue suite d'années et qui reprennent, par la force naturelle des choses, la place qu'ils auraient conquises, il y a longtemps, si une opposition aveugle et systématique de la part des médecins et des académies n'avait arrêté leur manifestation au commencement et au milieu de notre siècle. Il y a, selon nous, identité complète entre le magnétisme animal et l'hypnotisme. Nous prétendons, en conséquence, que les hypnotiseurs, ces fils légitimes de Mesmer, comme les a appelés M. E. Gautier, ne sont pas plus malins que les magnétiseurs, leurs ancêtres, et que les prétendus prodiges dont ils essayent de nous éblouir ne sont que des plagiats scientifiques, abrités sous un nom grec. »

« Si les membres les plus célèbres de l'Académie des sciences, écrit à son tour M. W. de Fonvielle, les meneurs les plus en vue de l'Académie de médecine, les rédacteurs en chef des principaux journaux scientifiques... ont abandonné le nom de somnambule, ce n'est point parce que de nouveaux progrès ont obligé à confesser qu'on avait exagéré les propriétés du sommeil. S'ils ont pris le nom d'*hypnotisme* dont le sens est identique avec cette seule différence qu'il vient du grec au lieu de venir du latin, ce n'est pas que l'on ait senti le besoin d'exprimer une idée différente, c'est uniquement parce que le somnambulisme ayant été condamné, après un débat qui a duré dix-huit années, par l'Académie de médecine, on espère faire revenir plus facilement cette haute assemblée scientifique sur son verdict, en présentant sous un nouveau nom les vieilles idées frappées par une sentence déclarée sans appel, considérée comme définitive.

Après tous ces témoignages nous conclurons que le R. P. Coconnier n'aurait pas fait un travail inutile en indiquant en quoi l'hypnotisme diffère essentiellement du magnétisme, dans ses causes et dans ses effets.

RÉSUMÉ

Le livre du R. P. Coconnier est très savant, très bien écrit, très méthodiquement rédigé ; mais comme nous l'avons dit dès la première page de ces observations, il nous semble qu'il y a des lacunes regrettables, des propositions qui demanderaient à être développées et élucidées; des assertions qui auraient besoin d'être mieux prouvées et enfin des concessions dangereuses aux idées du jour par trop naturalistes.

Nous sommes-nous trompé dans ces appréciations? A nos lecteurs d'en juger.

Alençon, janvier 1898.

II

L'HYPNOTISME

Une rectification nécessaire.

Réfutation d'un article du R. P. Adigard, S. J.

Dans une note bibliographique sur le livre de M. l'abbé Touroude : l'*Hypnotisme, ses phénomènes et ses dangers* (1) (VIe année, n° 5 de la *Correspondance catholique*), le R. P. At a reconnu expressément que l'auteur admettait dans l'hypnotisme des phénomènes explicables par les lois physiologico-psychiques. D'où vient-il qu'après avoir lu le même ouvrage, le P. Adigard, S. J., dans un compte rendu qui n'est rien moins que bienveillant, attribue à M. l'abbé Touroude une doctrine qui n'est pas la sienne, et lui fait dire précisément le contraire de ce qu'il a écrit ?

Un professeur de grand séminaire écrivait, à cette occasion, à M. l'abbé Touroude : « On serait tenté de croire que le bon Père a lu votre livre avec une certaine prévention, ayant de la peine à vous pardonner

(1) En vente à la librairie de N.-D.-de Montligeon. — La Chapelle-Montligeon (Orne).

d'avoir osé attaquer un jésuite et surtout de l'avoir fait condamner et mettre à l'*Index* (1). Il vous a placé entre un médecin dont il vante la science et un théologien dont il trouve l'*Étude* plus strictement raisonnée et plus philosophique que la vôtre. Entre les deux vous faites assez triste figure avec les idées exagérées qu'il vous prête. C'est ce qu'on appelle étrangler un homme entre deux portes, sans avoir l'air d'y toucher. »

Une rectification était donc nécessaire. C'est en vain que M. l'abbé Touroude l'a demandée ; elle lui a été refusée par le directeur des *Études religieuses*. Le vénérable et savant écrivain s'est alors décidé à publier la réclamation suivante :

« Paris, le 11 avril 1890.

« Mon Très Révérend Père, à mon arrivée à Paris, on me communique un numéro des *Études religieuses*, partie bibliographique, du 31 mars dernier, dans lequel vous rendez compte (p. 177) d'une *Étude* que j'ai publiée sur l'*hypnotisme, ses phénomènes et ses dangers*. De ce compte rendu, je n'aurais rien à dire, si, par une fâcheuse distraction, vous ne m'aviez attribué une opinion qui n'est pas du tout la mienne et qui dénature complètement le sens de mon *Étude*.

« A *tous* les points de vue, dites-vous, sous *toutes* « les formes et dans *tous* les cas, le P. Touroude re-

(1) Réfutation de l'ouvrage du R. P. Hahn, intitulé : *Les Phénomènes hystériques et les Révélations de sainte Thérèse*.

« jette et condamne l'usage de l'hypnotisme... *partout* « il voit ou du moins soupçonne l'intervention d'un « agent supranaturel qui, dans l'espèce, ne peut être « que le démon... Que l'intervention du démon puisse « expliquer tous les phénomènes, c'est incontestable... « Mais que *tous* les phénomènes *doivent* nécessaire- « ment recevoir cette explication avec toutes les con- « séquences qui en découlent, c'est ce que les pré- « misses de l'*Étude,* si fortes qu'elles soient, ne « démontrent pas rigoureusement... »

« Il est probable, mon Très Révérend Père, que n'ayant pu lire mon ouvrage tout d'un trait et sans discontinuer, vous avez passé quelques pages sans vous en apercevoir ; autrement vous auriez de suite reconnu que j'étais bien éloigné d'attribuer au démon tous les phénomènes hypnotiques. En effet, je distingue formellement trois sortes de phénomènes (p. 145 et s.).

« 1° Il y en a un grand nombre, disons-nous, qui « peuvent s'expliquer naturellement. Ainsi la méthode « de Braid pour provoquer le sommeil magnétique n'a « rien qui dépasse les forces de la nature et la science « du savant... Nous reconnaissons, avec la plupart « des auteurs, que, pendant le sommeil provoqué, on « peut produire un grand nombre de phénomènes très « étonnants, mais qui n'ont rien d'extranaturel.

« 2° Il y a ensuite des faits qui nous paraissent sus- « pects et d'une origine douteuse, parce que naturels « dans leur substance et observés parfois dans quel- « ques maladies, ils sont produits instantanément par « l'action ou sur l'injonction du magnétiseur. Ces faits

« étant douteux, nous ne nous en sommes pas occupé, « parce que c'est perdre son temps que d'argumenter « sur des faits douteux.

« 3° Enfin, il y a des faits tellement contraires à « tout ce que nous connaissons des lois et des forces « de la nature qu'il est impossible de les expliquer sans « une intervention supranaturelle, et c'est à cet ordre de « faits, disons-nous (p. 150), que nous nous attachons « principalement dans cette partie de notre *Étude.* »

« Vous voyez donc, mon Très Révérend Père, que je suis bien loin d'attribuer à l'intervention du démon tous les phénomènes hypnotiques, c'est ce qu'avec beaucoup d'autres reconnaît Mgr l'évêque d'Angoulême, qui a daigné nous écrire : « Je viens d'achever « la lecture de votre belle *Étude sur l'hypnotisme ;* « j'en ai admiré l'ordonnance, la lucidité, la sagesse « et la mesure. Cette grave question ne pouvait être « traitée avec plus de tact et de compétence. Veuillez « donc agréer mes bien sincères félicitations, me per- « mettre de joindre mon suffrage à ceux que cet excel- « lent ouvrage vous a déjà valus et recevoir.... etc. » — « Mon cher Père, me dit, à son tour, Mgr l'évêque « de Rodez, il vous appartenait plus qu'à un autre de « nous donner un bon livre et un livre catholique sur « l'hypnotisme. Déjà dans vos *Études* sur sainte Thé- « rèse, vous avez montré l'étendue et la solidité de « vos connaissances sur ces matières délicates, vous « venez de les faire paraître mieux encore dans votre « nouvelle publication. » — « Je vous suis très re- « connaissant de l'envoi de votre excellent travail sur

« l'hypnotisme, nous mande Mgr l'évêque de Tarentaise. Après vous avoir lu, on a une idée nette et « précise de la nature et des dangers de l'hypnotisme, « tandis que d'autres auteurs laissent dans le vague et « dans une incertitude fâcheuse. Cet ouvrage, joint à « vos *Lettres* sur sainte Thérèse, me prouve que vous « avez grâce d'état pour écrire sur des questions si « importantes et si actuelles... » Un professeur émérite de la célèbre Université catholique de Louvain exprimait tout dernièrement le même sentiment. Après avoir fait l'éloge de l'*Étude* sur l'hypnotisme, il ajoutait : « J'ai lu l'abbé Méric, je n'en ai pas été satis- « fait : il pose les questions sans les résoudre ; au con- « traire, le P. Touroude est net : avec lui on sait à « quoi s'en tenir. »

« Il n'est pas étonnant, mon Très Révérend Père, qu'après m'avoir attribué une opinion tout à fait exagérée et fausse, vous trouviez que « mon argumentation, « ramenée aux règles d'une stricte logique, paraisse « moins rigoureuse que l'absolu des conclusions ne « le demanderait, et que l'*Étude* de M. l'abbé Cla- « verie est plus strictement raisonnée et plus philoso- « phique que la mienne. » Il ne m'appartient pas de faire l'éloge de ma logique et de mes idées philosophiques. Je me contenterai de vous citer l'opinion d'un homme très compétent en ces matières, c'est celle de M. Grandclaude, vicaire général et supérieur du grand séminaire de Saint-Dié, qui a lui-même publié, dans le *Canoniste contemporain*, plusieurs articles sur cette question :

« J'ai lu avec une satisfaction sans mélange, chose « peu ordinaire, votre excellente *Étude* sur l'hypno- « tisme. Cette *Étude* est le travail le plus complet, le « plus précis et j'ajouterai même le plus exact qui ait « eu lieu jusqu'alors sur la matière. Détails historiques « suffisants pour fournir la preuve des faits ; consé- « quences physiques et morales nettement établies ; « manifestation du principe réel de tous les faits ou « prestiges ; tels sont les caractères de votre ouvrage, « qui font de celui-ci un traité complet. La rigueur « des raisonnements, la clarté du style et l'énergie des « appréciations viennent encore ajouter un nouveau « prix à votre *Étude* si intéressante. Toutes ces qua- « lités de l'écrivain et du théologien feront facilement « reconnaître le docte auteur des *Lettres au P. Hahn*. « Veuillez... etc. Grandclaude. (5 février 1890.) »

« Ayant demandé à M. l'abbé Grandclaude la permission de reproduire cette lettre si honorable et si précieuse pour nous, il nous répondait le 17 mars : « Je serais heureux de concourir en quelque sorte à la « divulgation de votre excellent ouvrage. J'autorise « donc bien volontiers la publication de la lettre que « j'ai eu l'honneur de vous adresser... Ne vous éton- « nez pas des appréciations diverses portées sur votre « publication et surtout ne tenez aucun compte des « tendances trop naturalistes de L... et d'O... Vous « êtes dans le vrai... »

« Je n'ai rien à ajouter à cela.

« Maintenant, permettez-moi, mon Très Révérend Père, de vous prier de publier cette lettre dans le plus prochain numéro des *Études religieuses* (partie bibliographique), pour rétablir le véritable sens de mon *Étude* et pour réparer une erreur involontaire qui pourrait être très préjudiciable à mes éditeurs. Daignez agréer... etc.

« Le 20 avril, le R. P. Adigard nous accusait réception de cette lettre de la manière la plus aimable et la plus courtoise, en nous annonçant qu'il en avait référé immédiatement au Révérend Père directeur des *Études religieuses,* dont il n'avait pas encore la réponse.

« Trois jours après, il nous écrivait :

« Jersey, Maison Saint-Louis, le 23 avril 1890.

« Je viens de recevoir du Révérend Père directeur
« des *Études* la réponse à votre demande d'insertion ;
« je ne puis que vous transmettre ce qui concerne
« l'affaire. Le Révérend Père donne ses raisons. Je
« savais la règle générale et la difficulté d'exceptions,
« qui porteraient au moins au double le format de
« chaque numéro, tant sont nombreuses les réclama-
« tions... » A ce pli était jointe une portion de lettre d'où nous extrayons les lignes suivantes :

« Je n'ai pas sous la main le livre de M. l'abbé Tou-
« roude, pour voir si, comme il le dit, vous avez exposé
« inexactement sa doctrine sur l'hypnotisme ; mais *en*
« *admettant même qu'il en soit ainsi,* sa demande
« me surprend et me semble exorbitante... Si l'erreur
« commise renfermait une calomnie ou une diffamation
« de personnes, rien ne serait plus juste que d'en deman-

« der la réparation, et nous nous ferions nous-mêmes « un devoir de l'offrir, mais quand elle ne porte que « sur un livre... il y a beaucoup moins d'équité à se « montrer exigeant. Une revue appelée comme la nôtre « à parler tous les mois d'une cinquantaine de livres, « et plus encore, ne pourrait pas fonctionner six mois, « si elle était ouverte aux réclamations de tout auteur « qui se croirait, *à juste titre même, si l'on veut,* mal « compris et mal jugé... »

« Nous ne discuterons pas les raisons mises en avant par le Révérend Père directeur des *Études* pour justifier son refus d'insertion ; il nous suffit de rectifier l'erreur commise par le R. P. Adigard.

« Un religieux étranger, aussi savant que modeste, nous écrivait, il y a quelques jours : « Il serait bien à « désirer que tous les prêtres lisent votre beau et so- « lide traité sur l'hypnotisme, tant il renferme de ren- « seignements et d'avis pratiques. Tous ceux de nos « Pères qui ont pu le voir, et entre autres le Révérend « Père Recteur, en sont très contents, et y ont puisé « de nouvelles lumières sur la matière, une plus pro- « fonde conviction sur le caractère illicite et infernal « de ces pratiques ; en un mot, ils en ont beaucoup pro- « fité. »

« Malgré cela, à soixante-dix-sept ans, on tient tant à éviter jusqu'à l'apparence même d'une lutte, que nous allions renoncer à cette rectification, quand des hommes très compétents nous ont représenté qu'il nous était impossible de laisser s'accréditer l'opinion émise sur notre livre par le R. P. Adigard, et, pour nous décider à faire cette réclamation, quelques amis dévoués ont voulu faire eux-mêmes les frais de cette publication; qu'ils reçoivent ici, les uns et les autres, l'expression de notre bien vive et bien sincère reconnaissance. »

A. Touroude,
Aumônier de l'Adoration.

Alençon, le 8 mai 1890.

(Extrait de la *Correspondance catholique de Bruxelles.*)

Addition. — Cette rectification avait à peine paru que l'auteur reçut les approbations les plus flatteuses. Dès le premier jour un évêque lui écrivait : « Votre rectification était éminemment utile ; elle est écrite avec un tact et une mesure auxquels on ne peut qu'applaudir. » — « Votre rectification me semble aussi modérée dans la forme qu'exacte et précise pour le fond, lui mande à son tour un supérieur de grand séminaire. Je suis étonné que les *Études* aient donné une semblable appréciation ; la lecture la plus superficielle suffisait pour éviter une aussi grosse méprise. » — Enfin un professeur de théologie s'étonne que le Directeur des *Études religieuses* se soit refusé à réparer son erreur ! « C'est à lui, ajoute-t-il, de ne rendre compte d'un livre qu'après l'avoir suffisamment étudié, s'il veut éviter l'ennui de se désavouer. »

TABLE DES MATIÈRES

La Chapelle-Montligeon. — Imp. de N.-D. de Montligeon.

IMPRIMERIE-LIBRAIRIE DE N.-D. DE MONTLIGEON

L'HYPNOTISME

SES PHÉNOMÈNES ET SES DANGERS

ÉTUDE

Par le R. P. A. TOUROUDE
Prêtre agrégé à la Congrégation des SS.-Cœurs dite de Picpus.

Deuxième Édition.

Un volume in-8° écu. . . . . . 2 fr. 50

Une multitude de faits bien constatés, une grande clarté d'exposition, un style vif et précis, donnent à cette œuvre tout l'intérêt d'un roman.

Aussi le R. P. Touroude a-t-il reçu les éloges les plus flatteurs.

« Je viens d'achever la lecture de votre belle étude sur l'hypnotisme, lui écrivait Mgr l'Évêque d'Angoulême. J'en ai admiré l'ordonnance, la lucidité, la sagesse et la mesure. Cette question ne pouvait être traitée avec plus de tact et de compétence. »

« Mon cher Père, il vous appartenait plus qu'à un autre de nous donner un bon livre et un livre catholique sur l'hypnotisme. Déjà, dans vos *Études* sur sainte Thérèse, vous avez montré l'étendue et la solidité de vos connaissances sur ces matières délicates ; vous venez de les faire paraître mieux encore dans votre nouvelle publication. » (Mgr l'Évêque de Rodez.)

« J'ai lu avec une satisfaction sans mélange, chose peu ordinaire, votre excellente *Étude* sur l'hypnotisme. Cette *Étude* est le travail le plus complet, le plus précis, et j'ajouterai même le plus exact qui ait eu lieu jusqu'alors sur la matière... » (M. l'abbé GRANDCLAUDE, Vicaire général et Supérieur du Grand Séminaire de Saint-Dié.)

Nous n'hésitons pas à dire que cet ouvrage est nécessaire pour être au courant de cette question si intéressante à tous ceux qui n'ont pas le temps de l'étudier à fond par eux-mêmes.

L'HYSTÉRIE

MALADIE NERVEUSE

dans les familles et dans les communautés.

ÉTUDE

Par le R. P. TOUROUDE

Prêtre de la Congrégation des SS.-Cœurs dite de Picpus.

NOUVELLE ÉDITION

CONSIDÉRABLEMENT AUGMENTÉE

« Même au point de vue purement médical, le livre de l'abbé Touroude est très remarquable. Comment un homme privé, par son caractère et sa position, de toute espèce d'études cliniques, a-t-il pu faire de l'hystérie une étude à la fois si juste et si complète ? On se l'explique en constatant que l'abbé Touroude est un observateur doublé d'un philosophe et d'un théologien... » (Dr Ch. Helot.)

Son Éminence le cardinal Bourret partageait le même sentiment : « Le livre du P. Touroude, écrivait-il, est tout de sagesse et d'expérience ; une curiosité malsaine n'a rien à y voir. Cet ouvrage est fait pour les directeurs des âmes, pour les supérieurs et supérieures de communautés, pour les chefs de famille à qui cette affection cause une multitude de chagrins. Ils trouveront là des cas similaires à ceux qui les préoccupent et des conseils qui leur permettront d'atténuer et quelquefois de prévenir ou de guérir une maladie des plus fâcheuses... Ce livre me semble venu à propos et combler une lacune. »

De son côté, Mgr Grandclaude, vicaire général et supérieur du Grand Séminaire de Saint-Dié, écrivait à l'auteur : « J'ai reçu, avec une vive gratitude, l'exemplaire que vous m'avez fait l'honneur de m'adresser de la deuxième édition de votre excellent ouvrage sur l'*Hystérie*. Les additions que renferme cette nouvelle édition sont très heureuses, et votre travail, à cette heure, est le plus complet et le plus exact que l'on trouve sur la matière. Je vous prie d'agréer, avec mes plus chaleureuses félicitations, l'hommage de mes sentiments de haute estime et de profond respect. » (E. Grandclaude.)

Il n'est donc pas étonnant que l'auteur ait reçu les approbations les plus flatteuses. Mais ce qu'il y a de plus honorable pour lui, c'est qu'en Belgique les visiteurs des communautés religieuses, nommés par Son Éminence le cardinal de Malines, ont recommandé à toutes les supérieures de se procurer son ouvrage.

Le prix de chaque volume, in-8° écu, d'environ 400 pages, broché, expédié *franco,* sans l'appendice, sera de **3** fr. **50**, et de **4** francs avec l'appendice. On peut aussi se procurer des volumes cartonnés, avec couverture en toile, dite reliure anglaise, avec un supplément de **0** fr. **60** par volume.

LETTRES

Adressées au R. P. HAHN, S. J.

A L'OCCASION DE

SON MÉMOIRE

INTITULÉ

LES PHÉNOMÈNES HYSTÉRIQUES

ET

LES RÉVÉLATIONS DE SAINTE THÉRÈSE

RÉFUTATION DE CE MÉMOIRE

Par l'Abbé A. TOUROUDE

Prêtre de la Congrégation des SS.-Cœurs dite de PICPUS.

1 vol. in-8°. — Prix, *franco*, 2 francs.

Ces *Lettres* ont valu à l'auteur l'approbation et les félicitations de cinq Cardinaux, de trente Archevêques ou Évêques, d'un grand nombre d'Abbés mitrés, de Généraux d'Ordres, de Supérieurs de Grands Séminaires, de Professeurs de Théologie, tant de la France que de l'Italie, de l'Espagne, de la Hongrie, de l'Allemagne, de la Hollande et de la Belgique.

« J'ai lu votre *Lettre* au R. P. Hahn, écrivait à l'auteur dès le premier jour Mgr Place, archevêque de Rennes, l'argumentation m'en a paru très solide. » — « Vous avez très bien fait, lui disait à son tour Mgr Bourret, évêque de Rodez, de relever ce qu'il y a de trop naturaliste dans la thèse de ce religieux. Si l'on n'y prenait garde, on détruirait par le détail l'inspiration de nos livres saints, la plupart de nos faits miraculeux, et l'autorité de l'Église elle-même. »

Quelques jours après, le Général des Carmes, parlant au nom de tout le Carmel, adressait à l'auteur la lettre suivante : « La lecture de votre *Lettre* m'a causé une pleine et entière satisfaction ; votre argumentation est serrée et vos conclusions sont irrécusables. C'est une œuvre magistrale, et rien de sérieux ne peut lui être opposé. Vous avez victorieusement plaidé la cause de notre sainte Mère. Votre nom restera en bénédiction parmi les enfants du Carmel. Recevez donc l'hommage de toute notre reconnaissance et l'assurance de notre profonde vénération. »

« J'ai lu avec un grand intérêt votre seconde *Lettre*, lui mandait le R. P. de Bonniot ; tout ce que vous dites sur Salamanque est fort instructif. Il est bien regrettable que tout cela n'ait pas été connu par nos Supérieurs... Enfin le mal est fait ; vous méritez bien de l'Église, en l'atténuant autant que vous le pouvez... On souhaite connaître votre travail auprès de notre R. P. Général, comment pourrais-je me procurer vos deux *Lettres*, afin de les envoyer à Florence ?... »

« Un journal signale la condamnation par la S. Congrégation de l'Index de l'ouvrage du P. Hahn, écrivait à l'auteur le R. P. Monsabré, c'est la fin d'un scandale que vous avez dénoncé avec tant de science et de courage. Je regrette cette humiliation pour le P. Hahn ; mais je ne suis pas fâché de voir souffletée en sa personne une certaine classe d'opportunistes religieux et séculiers qui, pour se donner des airs de grands esprits, s'empressent de faire la cour à la science humaine, sans qu'elle soit bien sûre de ses affirmations, et sacrifient à ses observations, non seulement les révélations des saints, mais même l'inspiration des divines Écritures. »

Enfin, voici ce qu'écrivait au R. P. Touroude Mgr Gay, évêque d'Anthédon : « Grâce à Dieu et à vous, l'affaire du P. Hahn est conclue. Votre première lettre était un coup mortel ; la seconde, avec les lumineux renseignements venus de Salamanque, était un acte de décès ; la troisième, qui contient, avec la condamnation prononcée par l'Index, les notes infligées au *Mémoire*, est un certificat en règle de sépulture. On ne peut que plaindre le P. Hahn, en le louant de s'être soumis ; mais il faut bénir Dieu de voir ainsi arrêtée dès le début une entreprise téméraire et funeste qui eût sans doute trouvé des adhérents, et qui allait directement à rabaisser les œuvres de la grâce, et à ébranler même les fondements sur lesquels s'appuie notre foi... »

Le 6 mai 1889, le même Prélat, écrivant au R. P. Touroude à l'occasion de son *Étude* sur l'hypnotisme, ajoutait : « Puisque vous m'en fournissez l'occasion, j'en profite volontiers pour vous dire qu'à mon sens : il y a lieu de donner à vos savantes *Lettres au P. Hahn* toute la publicité possible. »

NOTA. — *Adresser les demandes à* **M. l'abbé BUGUET,** *directeur de l'*OEuvre E[illegible]atoire, *à La Chapelle-Montligeon (Orne).*

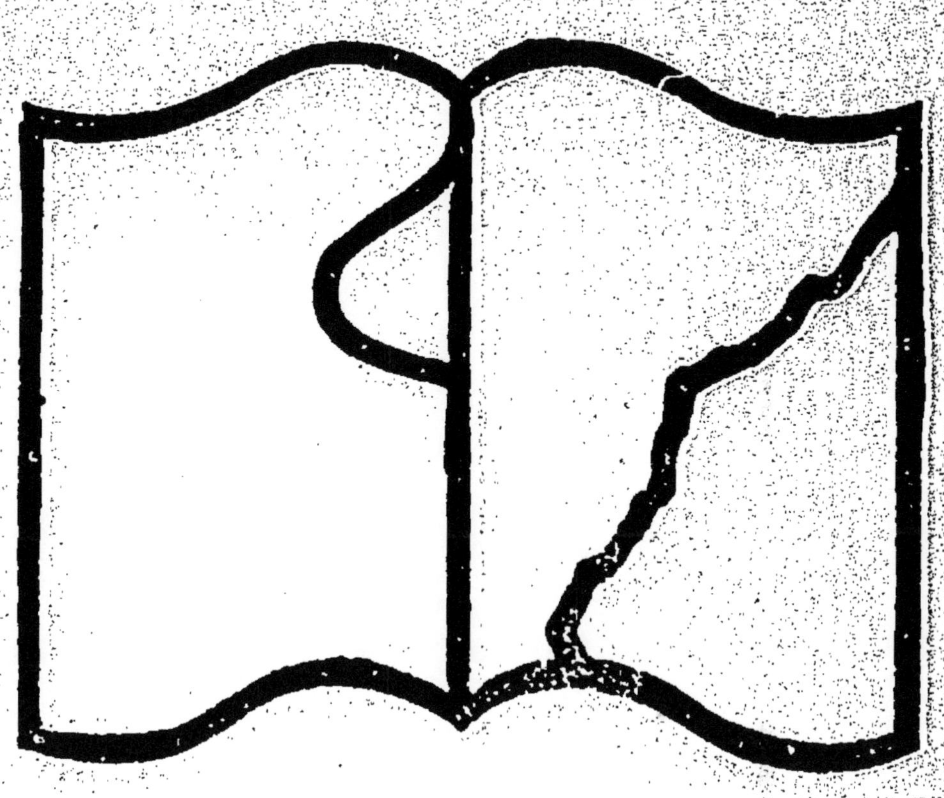

www.ingramcontent.com/pod-product-compliance
Ingram Content Group UK Ltd.
Pitfield, Milton Keynes, MK11 3LW, UK
UKHW020324250726
13967UKWH00004B/1842

9 782012 940581